眼病治疗绝招
——放血疗法

王霖有　兰春莲　编著

中国中医药出版社
·北　京·

图书在版编目（CIP）数据

眼病治疗绝招：放血疗法 / 王霖有，兰春莲编著 . — 北京：中国中医药出版社，2018.2（2023.7 重印）

ISBN 978-7-5132-4379-7

Ⅰ . ①眼… Ⅱ . ①王…②兰… Ⅲ . ①眼病—放血疗法（中医） Ⅳ . ① R276.7

中国版本图书馆 CIP 数据核字 (2017) 第 184437 号

中国中医药出版社出版

北京经济技术开发区科创十三街 31 号院二区 8 号楼

邮政编码　100176

传真　010-64405721

三河市同力彩印有限公司印刷

各地新华书店经销

开本 880 × 1230　1/32　印张 5.5　彩插 0.5　字数 125 千字

2018 年 2 月第 1 版　2023 年 7 月第 4 次印刷

书号　ISBN 978 – 7 – 5132 – 4379 – 7

定价　35.00 元

网址　www.cptcm.com

服务热线　010–64405510

购书热线　010–89535836

维权打假　010–64405753

微信服务号　zgzyycbs

微商城网址　https://kdt.im/LIdUGr

官方微博　http://e.weibo.com/cptcm

天猫旗舰店网址　https://zgzyycbs.tmall.com

如有印装质量问题请与本社出版部联系（010-64405510）

前　言

自古以来，我国历代医家在眼病的治疗过程中积累了极其丰富的经验。随着时代的变迁，科学技术的迅猛发展，特别是西方医学治疗技术的传入，眼病的治疗效果有了突飞猛进的提高。然而，西医学并非万能，有些眼病通过西医治疗仍有不尽人意的地方。笔者通过传承祖父的眼部放血疗法，经过四十多年的临床实践，摸索出一套中西医结合治疗眼病的新方法，效果显著。其主要原因应归功于放血疗法。放血疗法治疗眼病，操作简便易行、疗效迅速，往往可起到意想不到的效果。

本书详细介绍了放血疗法的来源、操作方法及各种眼病的病因病机、辨证论治、注意事项等内容。介绍眼病时附有验案，便于读者更深刻的理解。这些验案均是笔者临床治疗的实例，并附按语。

文中眼病的名称以西医病名为主，也有中医病名。为了便于鉴别眼病的各种症状，笔者亲自描绘了各种眼病的彩色图谱，以供参考。画虽粗陋，但很实用。

放血疗法是一种古老、传统的中医治疗手法，至今仍具有旺盛的生命力，书中的验案可告知你一切。希望读者与同道们能从中得到一些启迪和借鉴。

王霖有

2017 年 5 月 25 日晚

自制眼病彩图

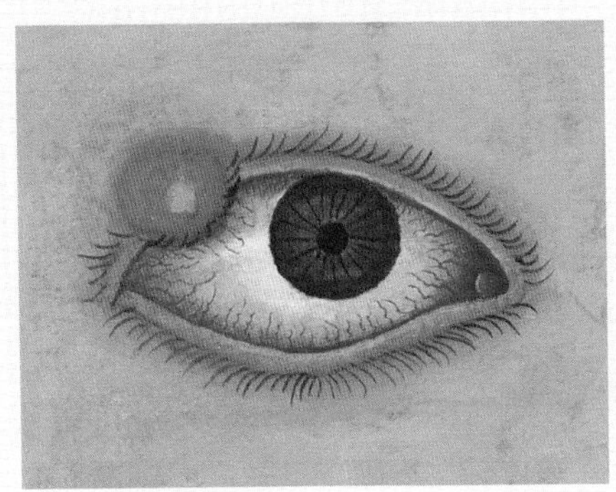

1. 麦粒肿（外）
（眼丹）

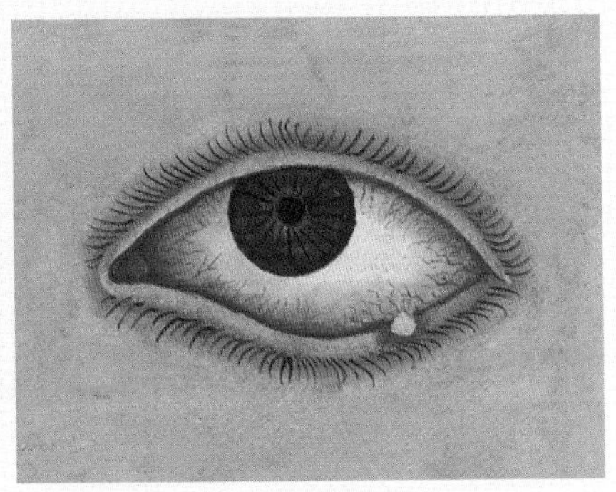

2. 外麦粒肿
（针眼）

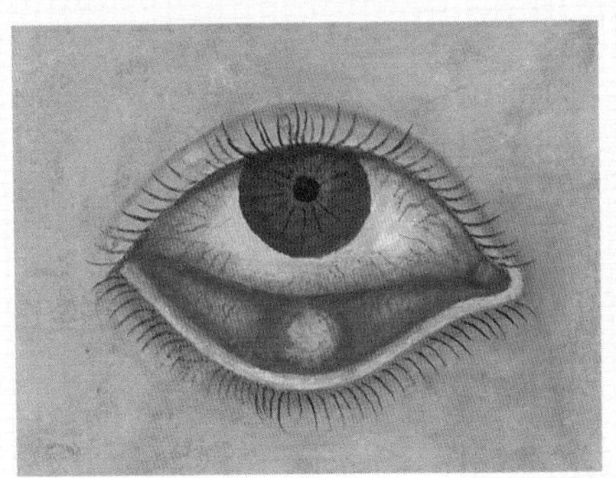

3. 内麦粒肿（下睑）
（眼丹）

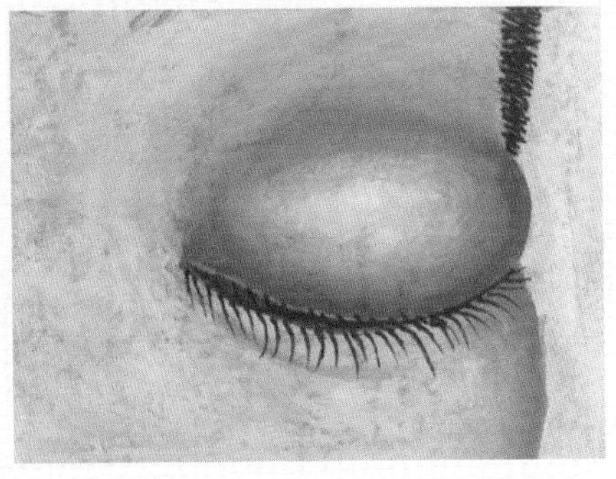

4. 眼睑炎性水肿
（胞肿如桃）

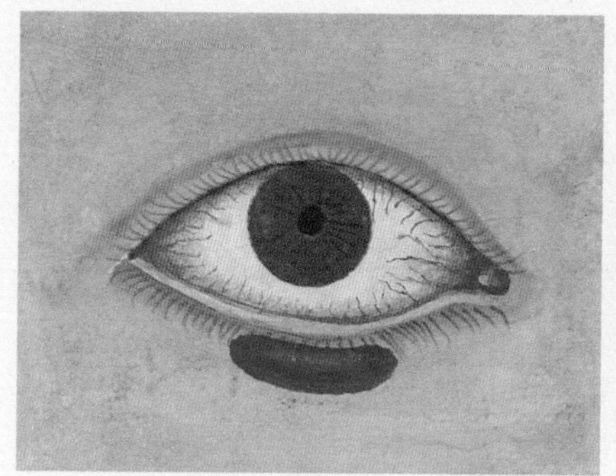

5. 外麦粒肿后遗症
（卧蚕状硬疖）

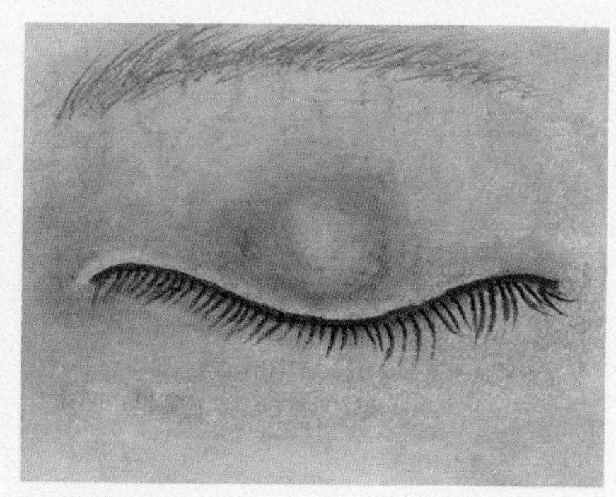

6. 霰粒肿
（胞生痰核）

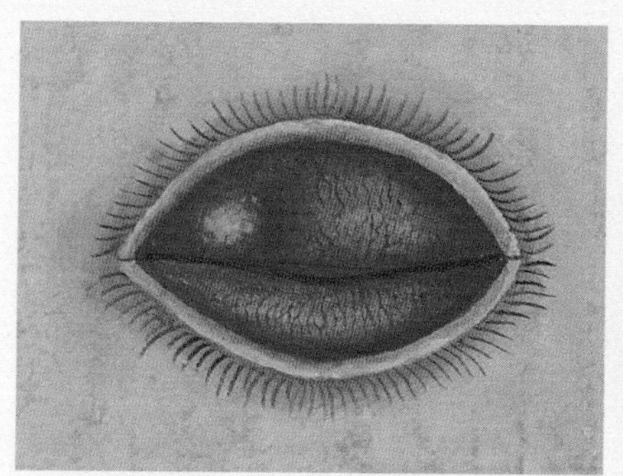

7. 内麦粒肿（上睑）
（眼丹）

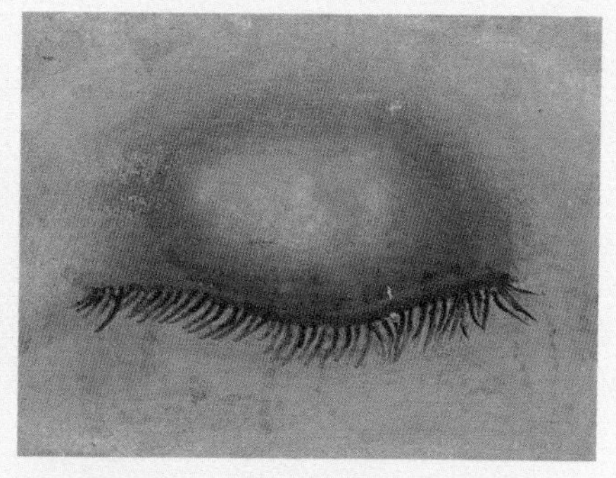

8. 麦粒肿：炎症性肿胀
（眼丹）

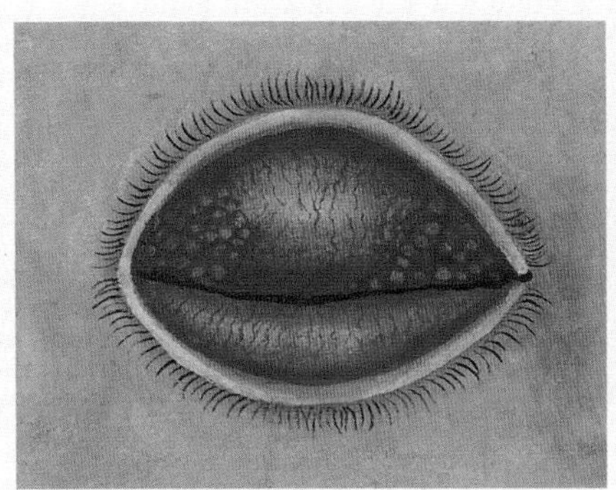

9. 轻症型沙眼
（椒疮轻症）

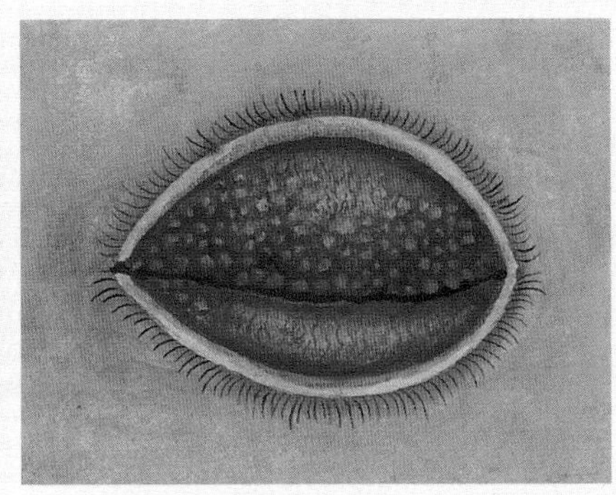

10. 重症型沙眼
（椒疮重症）

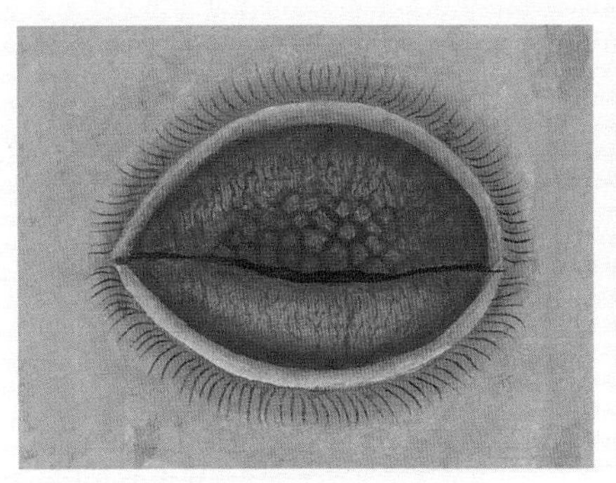

11. 轻症型春季卡他性结膜炎

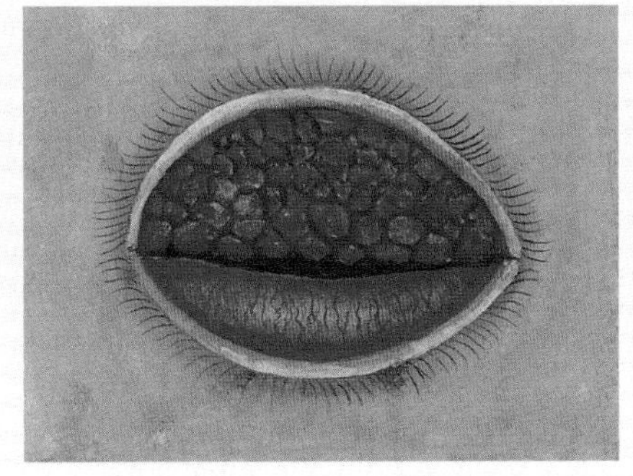

12. 重症型春季卡他性结膜炎

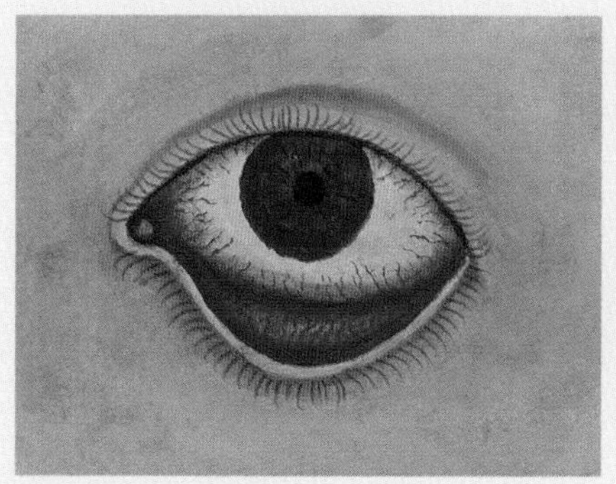

13. 下睑外翻
（脾翻粘睑）

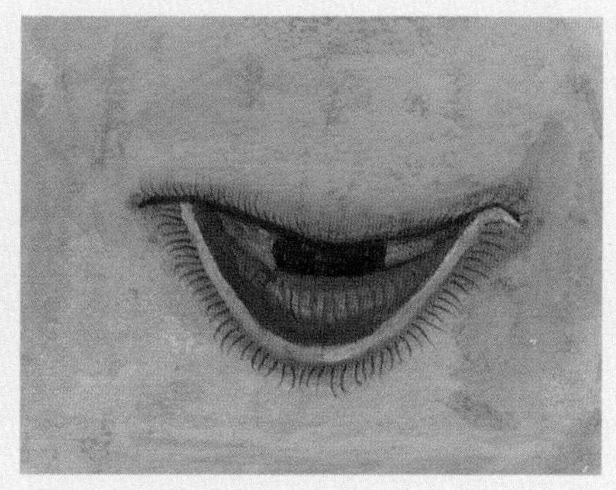

14. 面瘫性眼睑闭合不全
（风牵㖞僻）

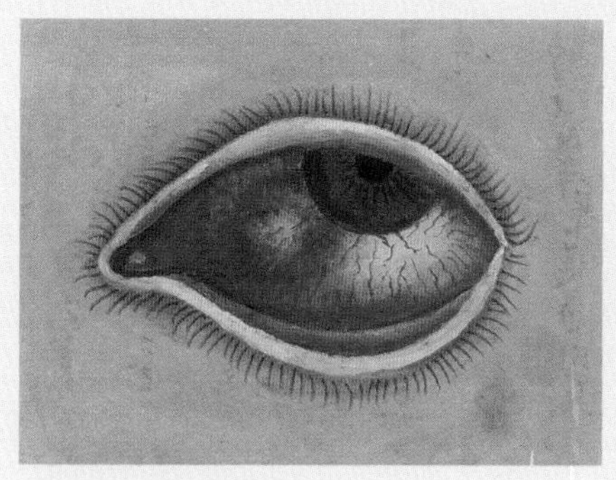

15. 前部巩膜炎
（火疳）

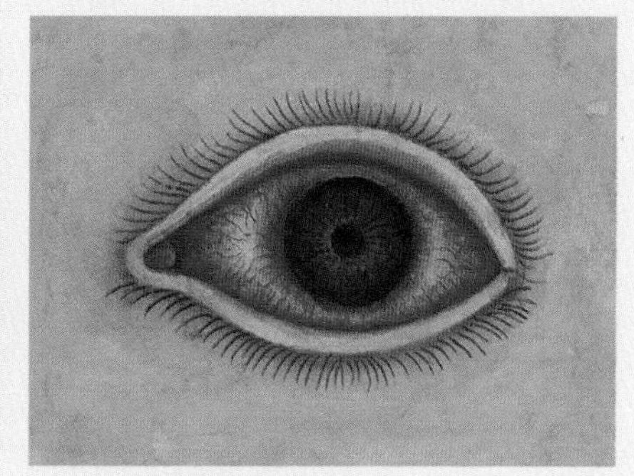

16. 炎症性睫状充血
（抱轮红赤）

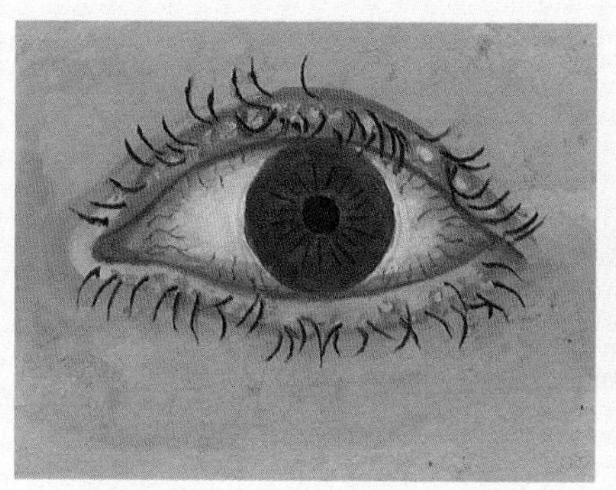

17. 睑缘炎
（睑沿赤烂、风赤疮痍）

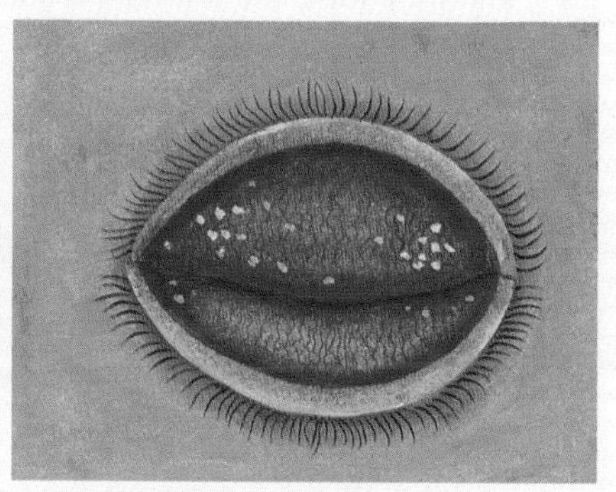

18. 结膜结石

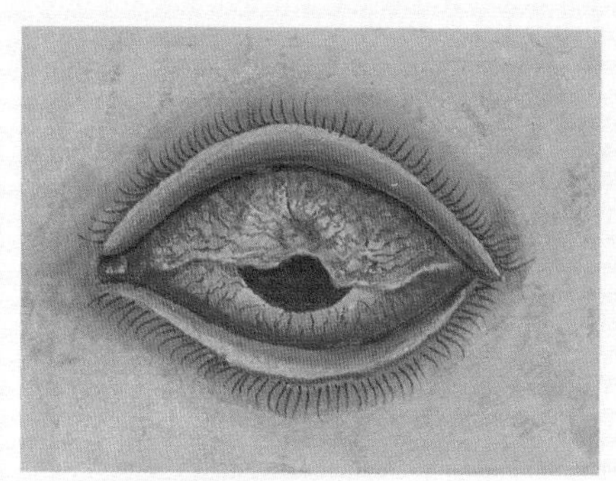

19. 沙眼性角膜血管翳
（赤膜下垂）

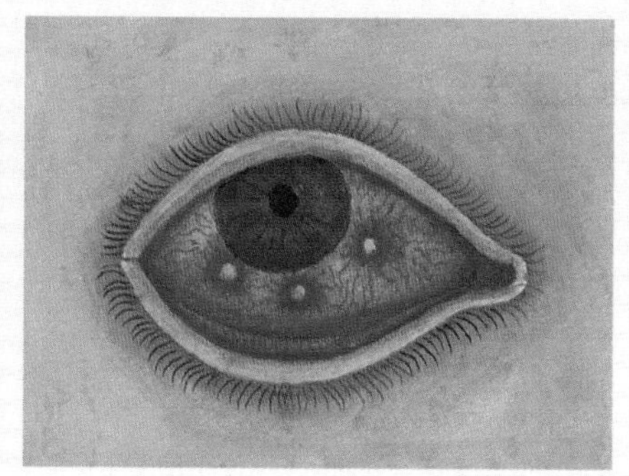

20. 泡性结膜炎
（金疳）

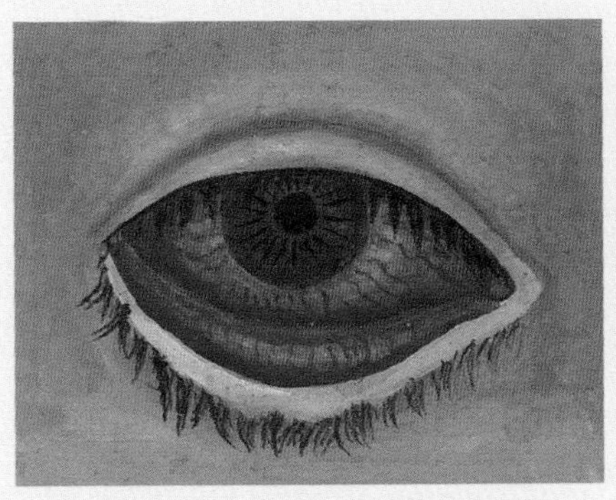

21. 红眼病——急性卡他性结膜炎（天行赤眼）

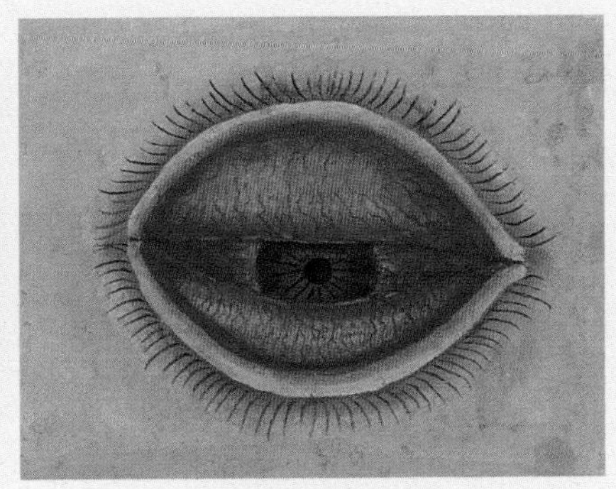

22. 炎症性上睑轻度充血

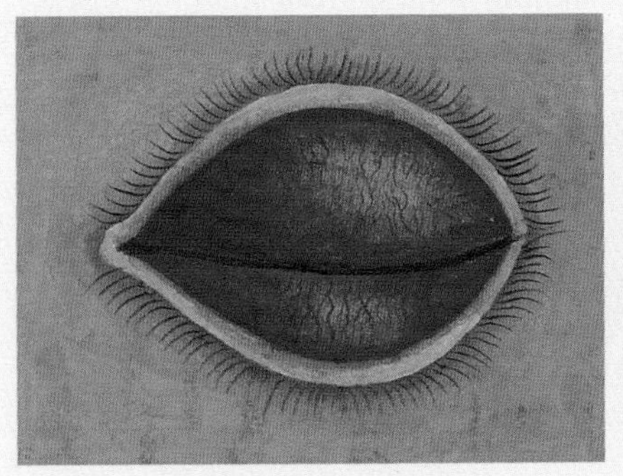

23. 炎症性内上睑中度充血

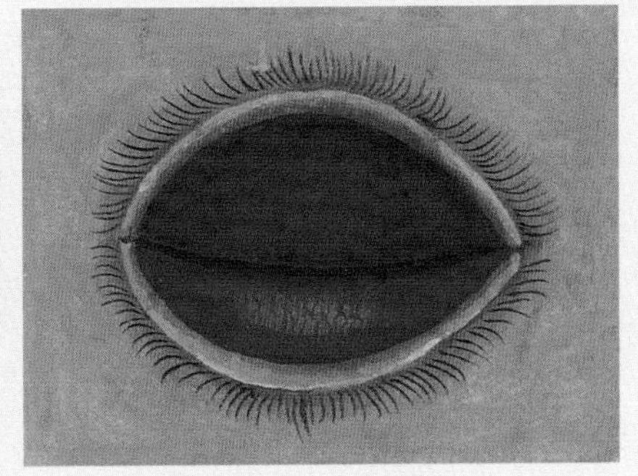

24. 炎症性内上睑重度充血

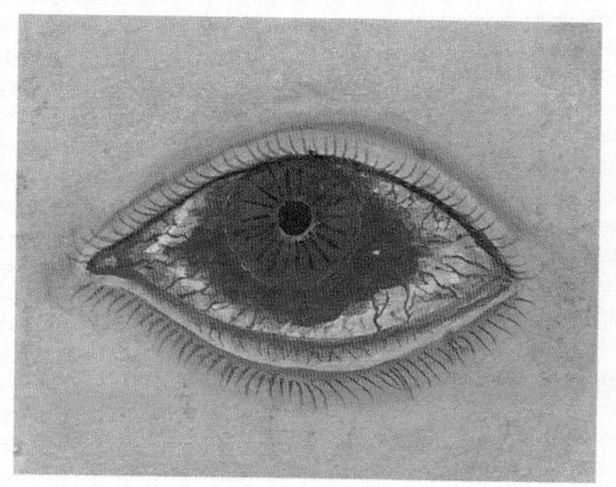

25. 球结膜毛细血管破裂
（白睛溢血）

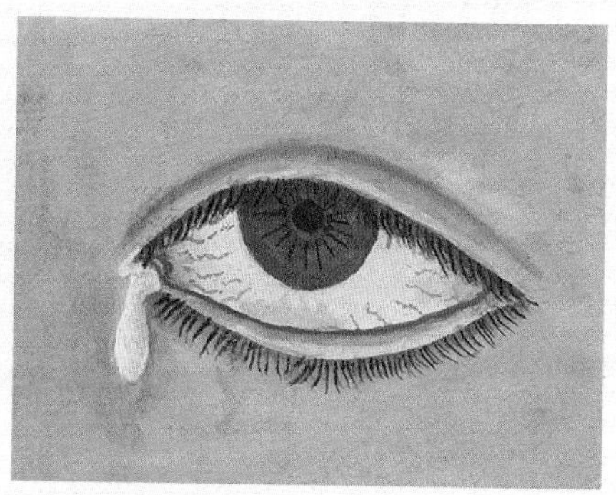

26. 慢性泪囊炎
（漏睛疮）

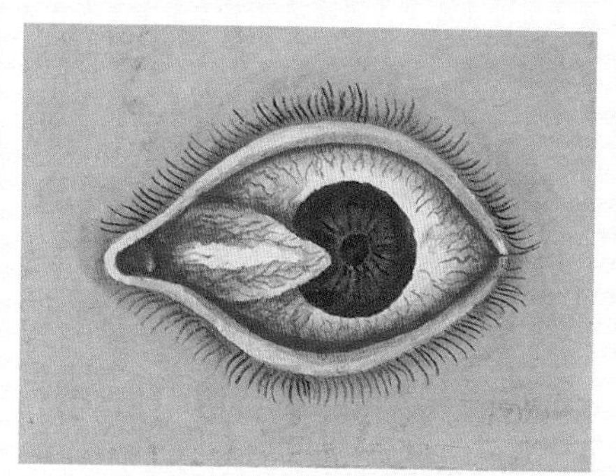

27. 内眦翼状胬肉
（胬肉攀睛）

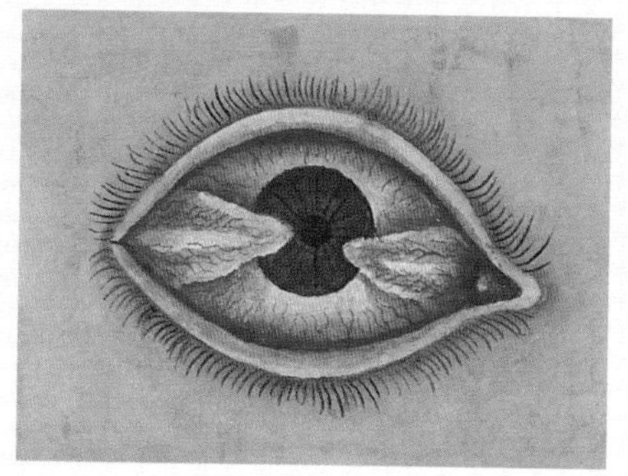

28. 内外眦翼状胬肉
（胬肉攀睛）

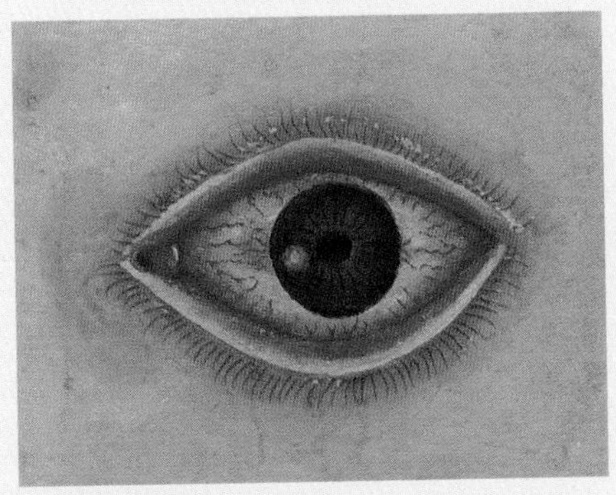
29. 角膜炎
（单星障）

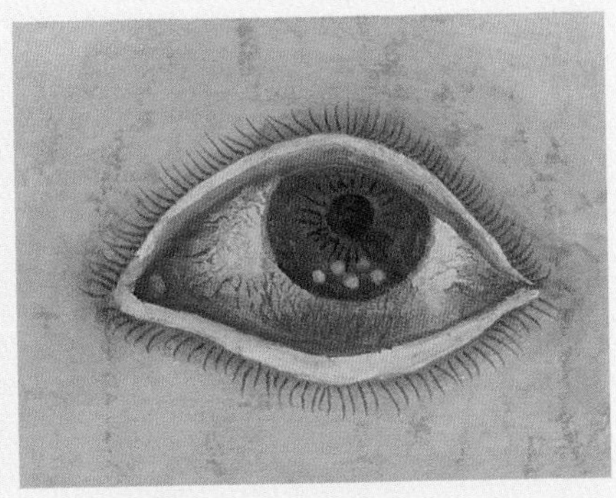
30. 角膜炎
（聚星障）

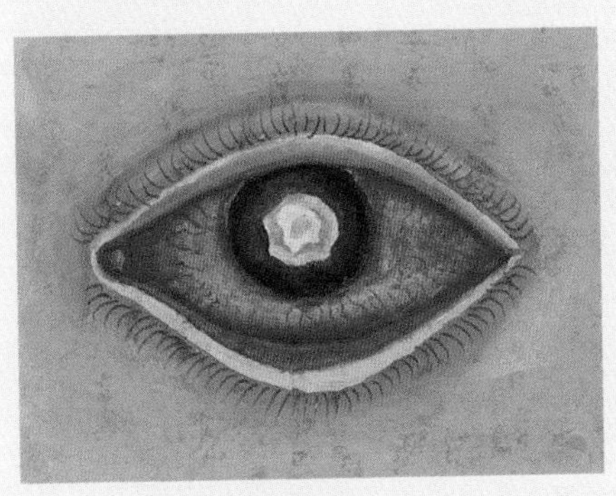
31. 细菌性角膜溃疡
（花翳白陷、凝脂翳）

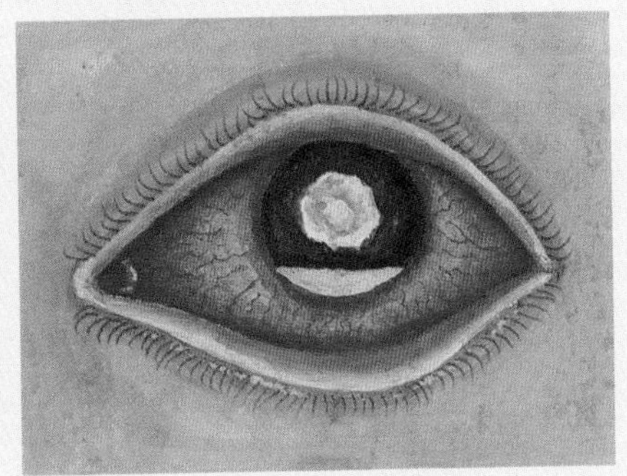
32. 细菌性角膜溃疡前房积脓
（黄液上冲）

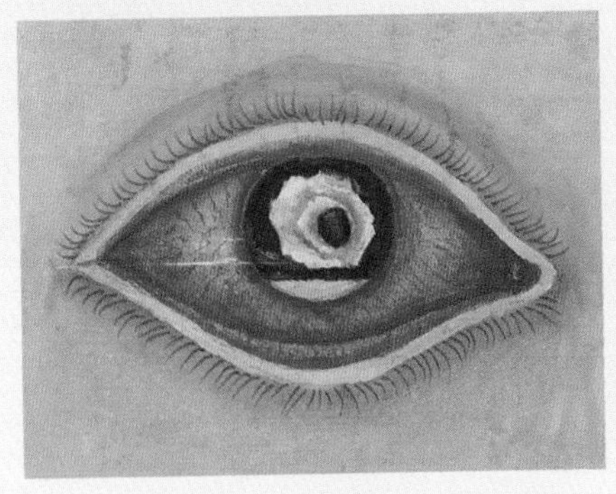
33. 角膜溃疡、前房积脓、角膜穿孔、虹膜脱出（蟹睛症）

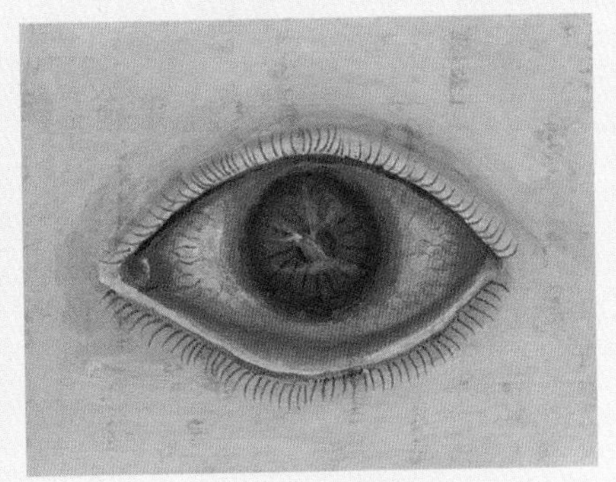
34. 树枝状病毒性角膜炎

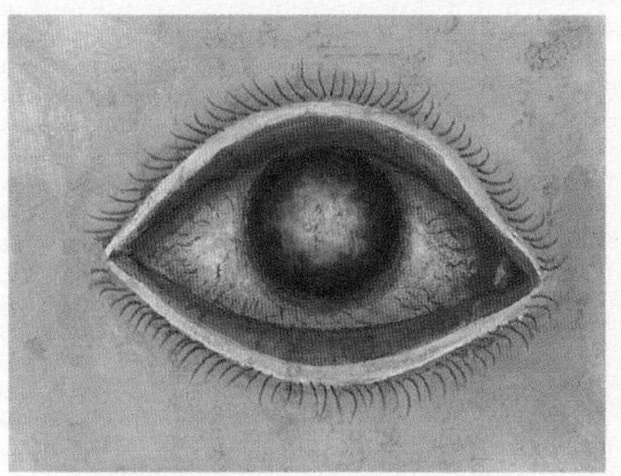

35. 病毒性角膜炎

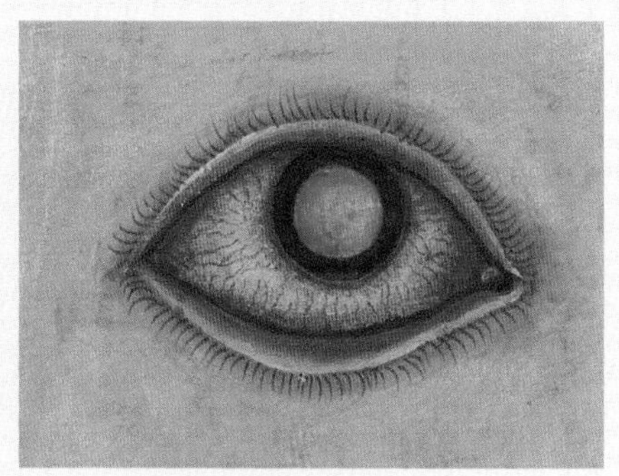

36. 急性闭角型青光眼
（绿风内障）

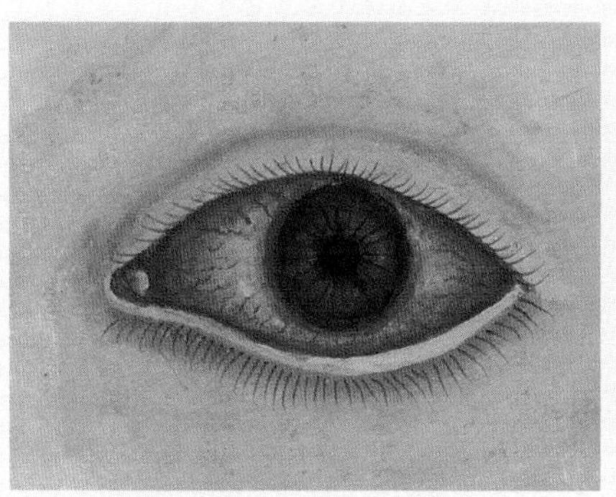

37. 虹膜睫状体炎致虹膜粘连
（瞳神干缺）

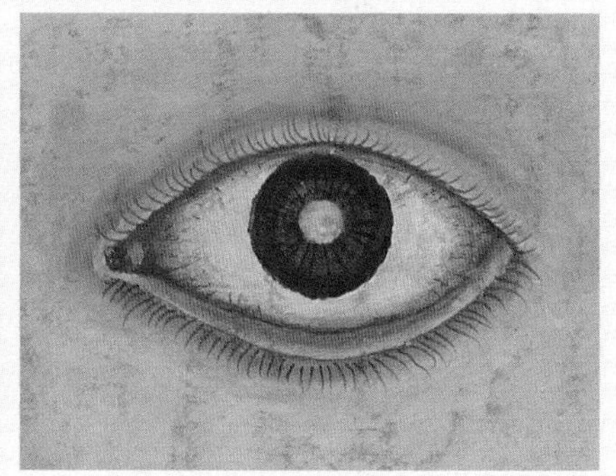

38. 白内障
（圆翳内障）

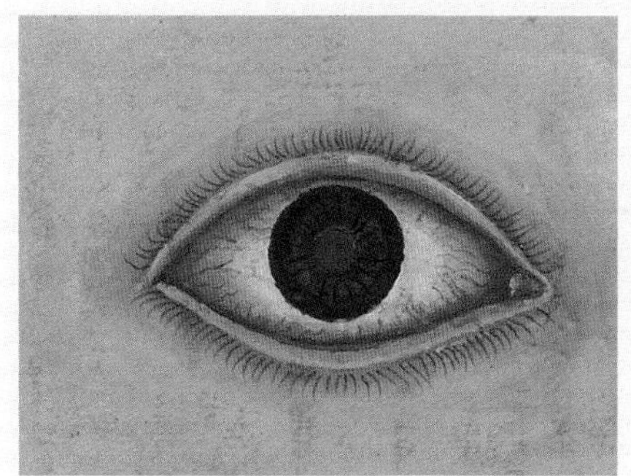

39. 虹膜后积血
（血灌瞳神）

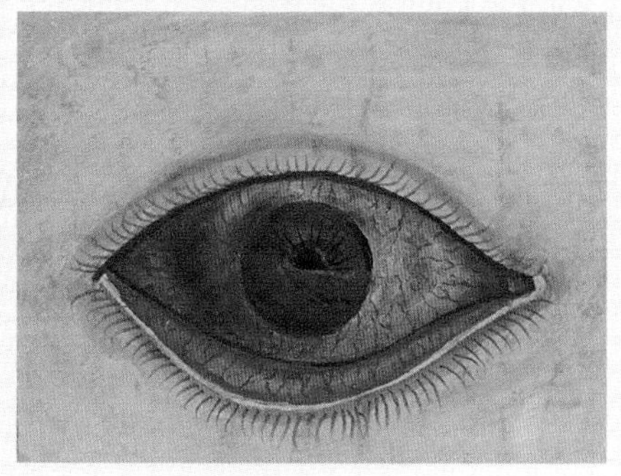

40. 外伤性前房积血

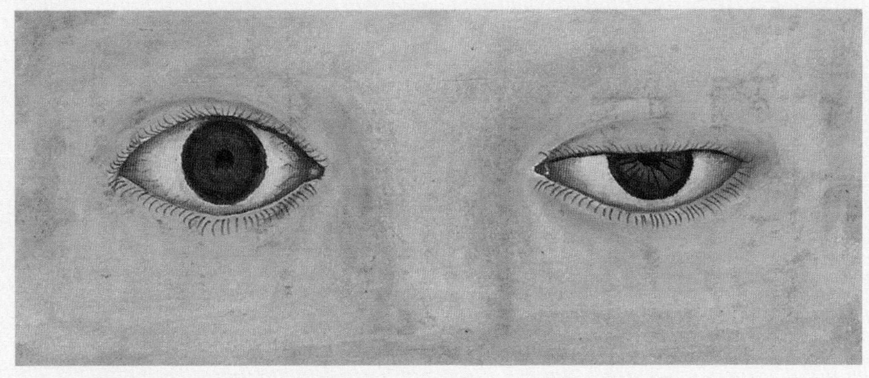

41. 左眼重症肌无力型上睑下垂
（上胞下垂）

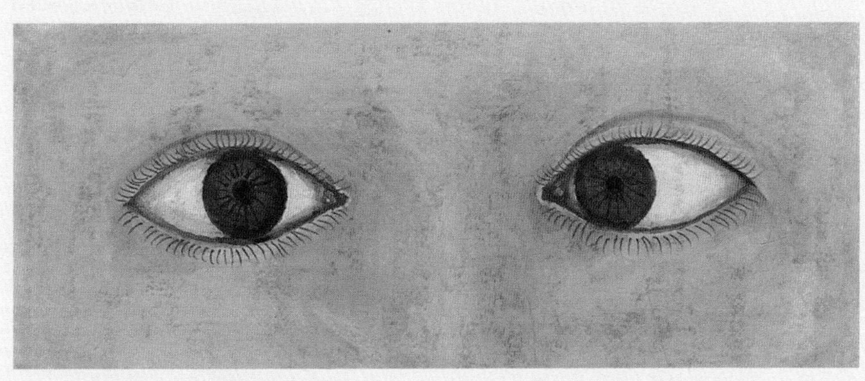

42. 左眼麻痹性内斜视
（风牵偏视）

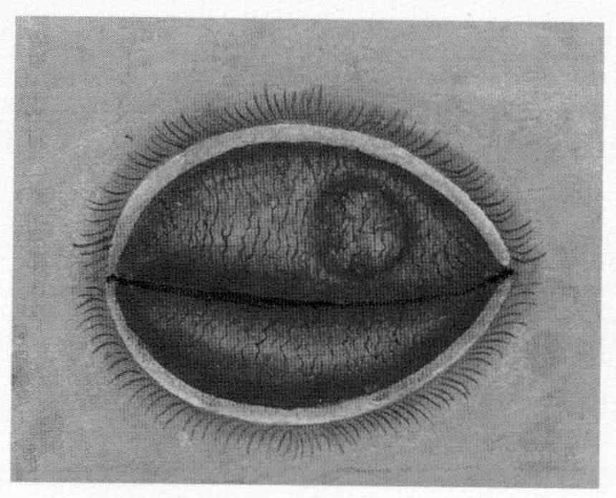

43. 霰粒肿（内上睑）
（胞生痰核）

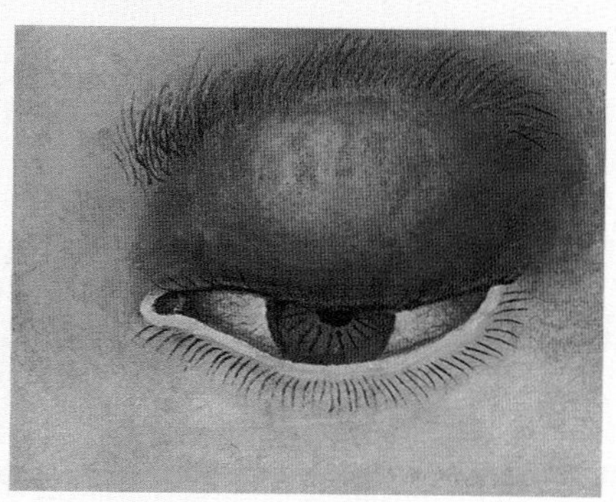

44. 外伤性上睑肿胀下垂
（上胞下垂）

45. 铝制掏耳勺，用于翻转上眼睑及掏取眼内穹窿结膜部位的异物

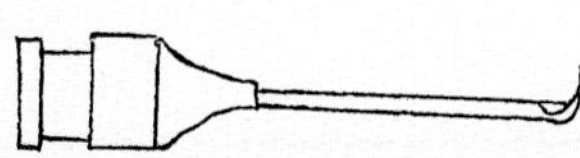

46. 用于取角膜表面异物
（5号针头改制）

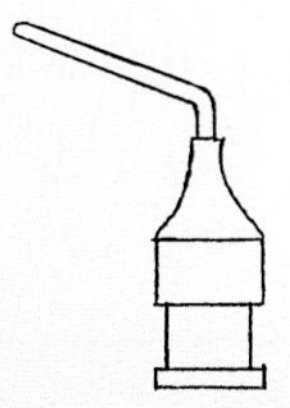

47. 用于冲洗泪囊针头
（4～5号针头改制）

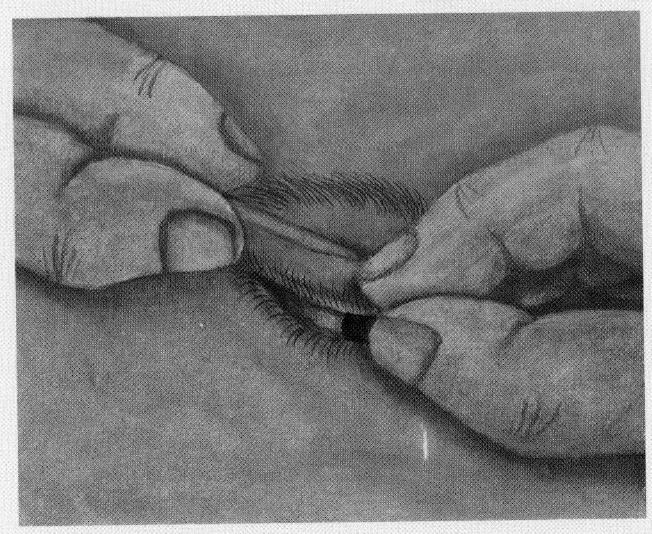

48. 翻转上眼睑示意图

左手持铝杆一端，朝上睑皮中部轻轻往下压，同时右手捏住上睑缘乘势往上提，上睑皮即被翻转过来。

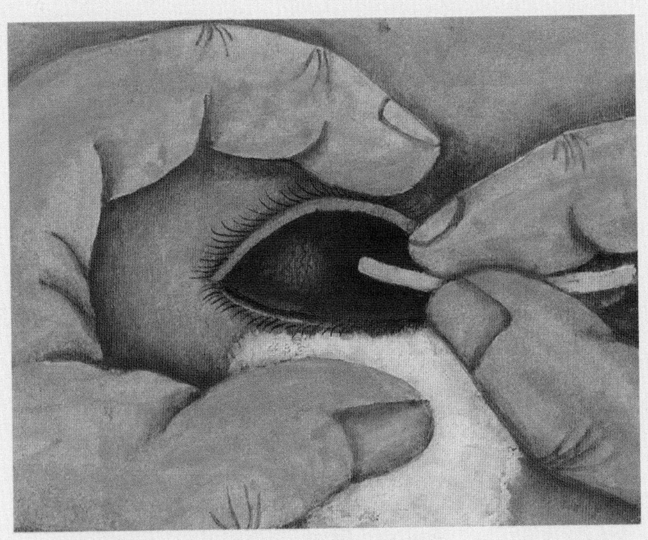

49. 劆洗法放血示意图

左手食指在上，大拇指在下固定好已翻转的上眼睑，并在大拇指下压一块脱脂棉防止污血往下流，右手持灯心草在上睑充血部位做左右方向拉锯式磨擦，至出血为准。

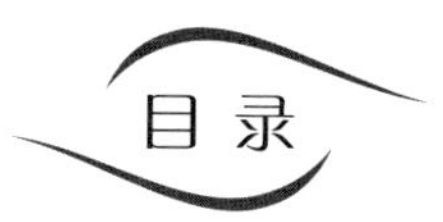

目录

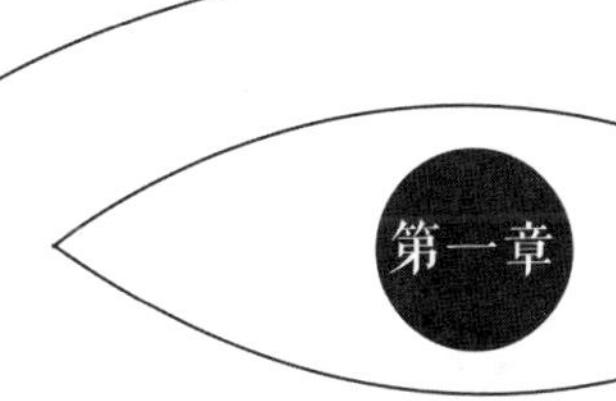

第一章 放血疗法的来源

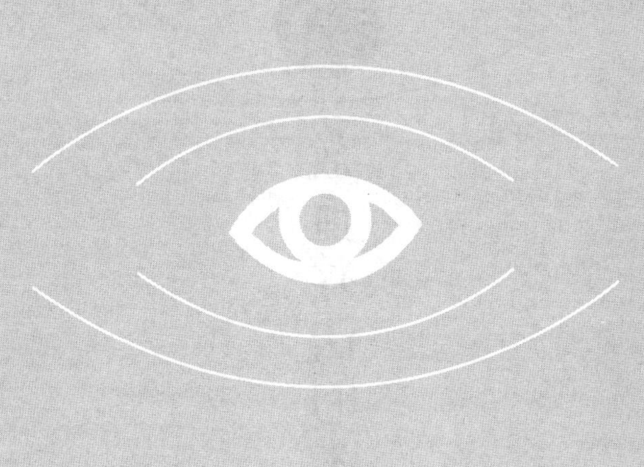

眼睛为视觉器官，眼内及周围脉络密布，眼睛能视万物、辨颜色，全赖通畅脉络的正常运转使营养物质充润眼部。外感六淫（风、寒、暑、湿、燥、火）和内伤七情（喜、怒、忧、思、悲、恐、惊）及外伤等病因，会影响眼睛脉络的正常运行，造成脉络通道受阻，引起气滞血瘀，使眼睛出现疼痛、奇痒，胞睑肿胀，白睛发红，黑睛生翳，视物昏蒙等错综复杂的病变。为了使眼睛的脉络运行通畅，恢复眼睛的正常功能，除了运用常见的内外治法外，中医治疗眼病还有一种在民间流行的更好、更奇妙的方法，那就是治疗眼病的绝招——眼部放血疗法。

其实，放血疗法是中医学针灸疗法中一种独特疗法，早在春秋时期的古医籍中就有记载，称为“砭石疗法”，即利用锐利的石片往病痛处砸刺出血，以达到痛止病愈的目的。后来在民间发展为用瓷片或针刺放血，因为放血疗法具有散热、消肿、祛瘀止痛等功效，所以在民间流传广泛。以气滞血瘀引起的偏头痛为例，对服用多种镇痛药无效者，只需在患侧太阳穴静脉处用三棱针针刺放血，疼痛顿止。这种例子在古医书及现代针灸医书中均有记载。由于针刺放血术在操作过程中有一定的难度，加上部分操作者放血量多，一般放血 5～30mL，甚至100mL，在部分患者心中无法接受，故针刺放血疗法无法全面推广。虽放血疗法用于治疗眼病方面在古医籍中的记载较为鲜见，但在民间却时有流传。实际上，在治疗眼病时施用放血疗法，放血量极少，一般放血量为 0.2～2mL，疗效显著，如与内服药同用，效果更好，且能缩短疗程。

治疗眼病的放血疗法以部位分类，一种是眼部放血法，另一种是在太阳穴处或耳后上方，抑或在曲鬓穴处下侧用三棱针放血，后者操作较难，且效果远不及眼部放血疗法。而眼部放血法又分砭瓷放血和擦洗放血。砭瓷放血法是将打碎的瓷片取其最尖锐的瓷片角加温消毒（在酒精灯上烧烤片刻）后，在内上睑充血部位用瓷角直接刺入促其出血即可，手势轻重适宜，切不可鲁莽，放血量视病情而定，自然出尽为止，这种方法在民间流行较广。

现在要着重介绍的是擦洗放血法，又叫劆洗法。劆洗法在《中医眼科学讲义》（1964 年，上海科学技术出版社）中是这样解释的："轻刺曰劆，就是利用锋针轻刺患部或是以锋针轻刮患部以祛除瘀积，使气血流畅，加速痊愈。"劆洗部位在内上睑为多，内下睑较少，劆洗至出血为宜。这里介绍用的工具不是锋针，而是灯心草或海螵蛸棒。这种方法乃笔者从祖父王曰仁（1887—1968）传承下来。这种疗法并非笔者祖父独创，里面隐藏着一段鲜为人知的故事。

在 20 世纪 20 年代，有一位四川省王姓郎中流浪到福建省武平县城，在东门街摆摊专治眼病，他就凭这种劆洗法配以自制目药散为人治疗眼病。因疗效极好，许多患者找他诊治，甚有名气。当时我祖父在武平县城东门街打着"裁成庄"字号开了间裁缝店，还带了几个徒弟，生意兴隆。这位郎中见我祖父诚实可靠、心地善良且乐于助人，又是本姓梓叔，后来他的摊位就摆在我祖父店门旁。这位郎中个性豪爽，为人忠厚，但生性懒惰，不修边幅，又无家眷，独自一人，最可怕的是嗜酒如命，逢到寒风雨雪，生意惨淡，囊中羞涩，只得向我祖父求助。我祖父见他孤苦伶仃，十分可怜，也乐于施舍银钱给他，不求图报。时间一久，两人关系极好。他也知道自己的处境，为了报答我祖父的恩情，很乐意把自己的医术毫无保留地传承给我祖父。由于这位郎中不听规劝，喝酒毫无节制，终于有一次喝酒过多不幸辞世。祖父念他传授了医术，以徒弟待师傅的规格买了棺材好好地把他送上了山，每年清明节还去西门城墙外为他扫墓。我祖父八十岁时还带我去过他的墓地上扫墓。事后，我祖父在照顾好自己裁缝生意的同时，又忙于为眼病患者诊治。对于贫困患者一律免费治疗，还赠送名贵的目药散。患者非常感激，为报答治愈之恩，送鸡送鸭送蛋送柴火者不计其数。日积月累，祖父的医术日益精湛，名气大振。我祖父的乳名叫“羊子”，人们敬称他为“羊子师傅”。在当时，“羊子师傅”成了本县眼科名医的代名词。

20 世纪 60 年代初（1961 年冬），我祖父治疗一位角膜溃疡患者，桃溪乡上梧村人，女性，四十多岁。患者右眼上睑较肿胀，角膜表面有大片淡白色翳斑覆盖，白睛充血明显，眼内针刺样跳痛致患者呻吟，翻转内上睑，脉络消失，整片暗红色，说明气滞血瘀严重。祖父采取劆洗法放血，效果不太理想，角膜翳斑消退较慢，眼内疼痛未止，立即改用砭瓷放血法。结果出血特多，眼内疼痛逐渐缓解，并给服用三黄散。第二天，角膜翳斑明显消退。后来，经过几次劆洗放血，每日点目药散，角膜翳斑逐渐减少，直至痊愈。患者及其家属欣喜欲狂，不但赠送一大袋子桃溪特有的牛舌糕，还送一只大阉鸡给我祖父以示感谢！当时粮食极匮乏的情况下，能送如此大礼，可见患者的感激之情。另外，单纯靠放血疗法能达到这样的治疗效果，的确令人鼓舞。现在回想起来，本例患者在未用抗生素的情况下，能有如此满意的疗效，可见放血疗法在这里起到了关键的作用。

再举一例，20 世纪 90 年代初，笔者已在武平县城东门街开了一家眼科诊所。有一曾姓男性青年，岩前镇人，左眼因患急性角膜溃疡在县人民医院住院治疗，每日大剂量使用抗生素。治疗四五天后，因病情不见好转，特求余诊治。检查发现左眼胞睑肿胀，眼内疼痛，白睛充血，角膜表层已被淡白显黄的凝脂翳覆盖，再仔细检查发现角膜六点钟处还有 1mm 高的黄液上冲，凭经验判断是细菌引起的角膜溃疡兼前房积脓。究其原因，左眼因血瘀气滞至脉络通道完全阻塞，抗菌药无法渗透患处。病情危急，我急忙采用劆洗法，放血甚多，患者顿感左眼轻松许多。嘱患者返回医院继续用抗生素治疗，结果病情明显好转，前房积脓已退，角膜上的凝脂翳也减少了。过了两天，病情又无进退，患者第二次主动要求放血治疗。事后，患者左眼病情完全好转，白睛充血已退，角膜仅留极薄的淡白色翳斑而出院。此病案说明，当气滞血瘀严重时，使用大剂量抗生素也无济于事。所以，使用中西医结合的办法显得十分的重要。笔者早在 20 世纪 70 年代初就采取中西医结合的办法治疗眼病。使用频率最高的西药是盐酸四环素，治好了数十例致盲率很高的角膜溃疡兼前房积脓的患者。现代医学不断发展创新，中医与西医仍存在各自的优势和不足，相互结合就能互补，既能增强疗效，又能缩短疗程来减轻病人的痛苦，何乐而不为？

中西医结合治疗眼病还需要同时服用中药汤剂治疗，疗效才能更好。因此，中医学治疗眼病，必须充分掌握好理论、原则、方剂、药物相结合的医疗方法，以及该医疗方法治疗眼病的特点和规律，才能更好地理解和应用，做到有的放矢。

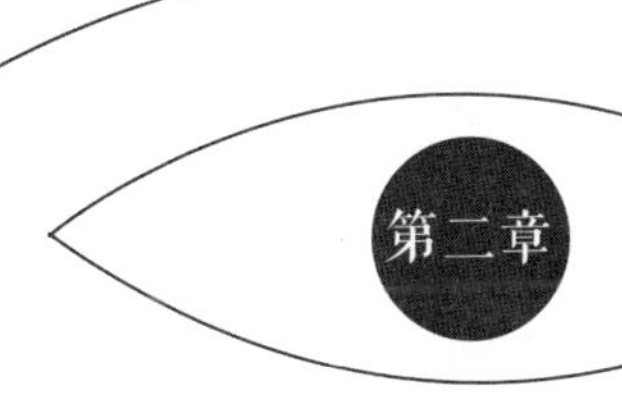

第二章 眼病治疗概论

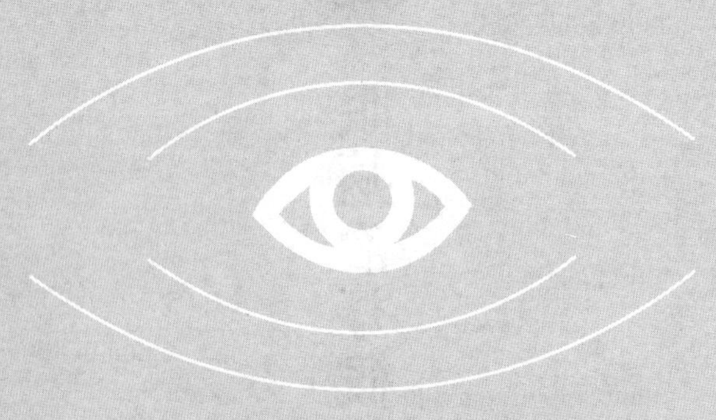

第一节　眼球的解剖与生理

人的视觉器官包括眼球、视路和附属器。

一、视路

视路指从视网膜到大脑枕叶视中枢的径路，包括视网膜、视神经、视交叉、视束、外侧膝状体、视放射和枕叶纹状区。眼睛能看清物体的过程，是外界物体在视网膜形成图像后通过视神经传到大脑，从而感觉到物体图像的过程。如视神经炎症或萎缩，均易导致视力下降，甚至失明。

二、眼的附属器与生理

1. 眼眶　眼眶是容纳眼球的方锥形骨腔，对眼球起保护作用。

2. 眼睑　眼睑分上、下睑，覆盖眼球前面，有保护眼球、防止眼球干燥及外伤的功能。

3. 结膜　结膜是一层薄而透明的黏膜。覆盖在眼球前面的称球结膜，覆盖在眼睑后面的称睑结膜。在球结膜与睑结膜之间的移动且皱褶多的部分，称为穹窿结膜。

4. 泪器　泪器由分泌泪液的泪腺和排泄泪液的泪道组成。泪腺位于眼眶外上方的泪腺窝内。泪道系统分为上下泪点、泪小管、泪总管和鼻泪管。泪液排到结膜后的结膜囊后，再经泪点排入泪小管，流经泪囊，最后通过鼻泪管排至下鼻道，进入鼻腔，流至咽喉。

5. 眼外肌 其功能是主司眼球的上下左右运动，分直肌和斜肌两种。直肌有四条，分别为上直肌、下直肌、内直肌、外直肌。斜肌两条，分别为上斜肌、下斜肌。

三、眼球

眼球由眼球壁和内容物组成。

1. 眼球壁 眼球壁分三层，外层为纤维膜，中层为葡萄膜，内层为视网膜。

（1）纤维膜 纤维膜又分为角膜和巩膜，其生理功能是保护眼内组织及维持眼球形状。

（2）葡萄膜 葡萄膜分为虹膜、睫状体和脉络膜三部分，具有丰富的血管和色素，可以调节眼内光线，能够保证物像在视网膜上的清晰性。虹膜由于密布有颅神经纤维网，故在炎症发作时会引起剧烈的眼痛。

（3）视网膜 视网膜分两层，外层是色素层，内层为感光层。由于两层之间有潜在的空隙，故在病变的情况下会分开，而形成视网膜脱离。视网膜是形成物像的部位，视网膜近中央处是黄斑中心凹，它是视觉最敏锐而精确的部位。如果发生病变，如凹反射消失或变性，均可引起视力下降。视网膜血管密布，内有动、静脉之分，如果病理变化引起动、静脉阻塞，均可导致视网膜的生理功能下降，从而导致视力下降或完全失明。

2. 眼球内容物

（1）角膜　角膜内是透明的液体，称房水，有营养角膜、晶状体、玻璃体以及维持眼压的功能。如果房水增多，流通受阻，会引起眼压增高而成为青光眼。

（2）晶状体　晶状体在虹膜和瞳孔后面，是富有弹性的透明体，是形如圆形、中间厚外围薄的凸透镜。晶状体无血管，其营养来自房水。晶状体由外层的晶状体囊及内面的晶状体纤维组成。晶状体囊为一层透明且具有高度弹性的薄膜。因外伤导致晶状体囊破裂后极易影响晶状体的安全，使晶状体浑浊而形成白内障。房水代谢发生变化也会使晶状体浑浊引发白内障。随着年龄的增长，至四十几岁时，晶状体核增大变硬，囊壳弹性减弱，调节力减退而出现老视（即老花眼）。

3. 玻璃体　玻璃体为透明胶质体，内无血管，其营养来自房水和脉络膜。它除了有屈光作用外，还具有在内面支撑视网膜的作用。如玻璃体脱失、液化或形成机化条带，均易导致视网膜脱离。另外，如果眼球内血管破裂，血液游散在玻璃体内，也会引起视力下降。

中医学把眼部由外向内分为上下胞睑、内外眦、泪窍、白睛、黑睛、瞳神六个部分。

第二节　眼与脏腑经络的关系

眼睛与人体中的脏腑经络有着紧密的联系。中医学认为，脏腑的精微和元气通过经络的贯通而运行上输于目系，使眼睛能发挥正常的功能。如果脏腑经络某些部位受损或功能失常，可引起眼部疼痛、胞睑肿胀、白睛红赤、瞳孔散大或缩小、视力下降等各种眼部病症。反之，如果一旦眼部发生疾病，也可引起全身或身体某部位的病症。如青光眼可导致头痛、恶心、呕吐、便秘、失眠等一系列的症状。故治疗眼病应熟知眼与脏腑经络的关系。下面就眼与脏腑经络的关系作扼要的介绍。

心主血脉。血脉足，目有所养则神光灵敏。反之，则神光暗淡。心与小肠互为表里，如心火炽盛，则心烦、目赤疼痛，眦部胬肉充血徒长等，长期心烦失眠会引起视网膜病变。

肝主藏血。《黄帝内经》云："肝开窍于目。"肝血旺盛则目得所养而司灵明。反之，则目昏眼花。肝性刚强，喜疏泄条达，肝气郁结会导致目光呆滞。胆附于肝，互为表里。肝胆火旺会引起目赤肿痛、黑睛生翳（角膜炎），或眼内胀痛、瞳神散大，甚至头痛，视力急骤下降，这是绿风内障（青光眼）的表现。

脾统血。脾与胃共为后天之本，化气生血之源泉。胃主受纳腐熟，脾主运化水谷，一旦脾胃功能失健，就会引起中气虚弱而导致肌源性上睑下垂和视网膜脱离。如脾胃积热，也会引起目红赤肿。

肺主气。肺与大肠互为表里。肺为娇脏，易感受时邪病毒。肺热常引起白睛红赤或白睛溢血。如果大肠积滞不通，会导致眼病加重。

肾主骨，主藏精，为先天之本。肾气充盈则目视精明，肾气亏耗则视瞻昏渺。肾与膀胱互为表里，膀胱湿热蕴蒸，可致水湿上泛于目。

三焦为决渎之官，主行水。分为上焦、中焦、下焦。其实，三焦非单独器官，而是多个脏腑功能的总称。上焦相当于胸腔中的心肺功能，中焦相当于上腹腔脾胃功能，下焦相当于肝、肾、膀胱、大小肠等功能。所以，三焦功能失调，将直接影响眼睛的功能。

由此可见，眼与五脏六腑紧密关联，在治疗时除了祛除眼部的病变外，更应重视调整内部脏腑的功能。

眼与脏腑的关系密切，眼睛正常的视觉功能全赖于十二经脉和奇经八脉的贯通。如果经脉通道受阻，即引起血脉瘀滞，直接影响眼睛的视觉功能。

西医学也强调眼睛依靠血管和神经与中枢神经系统紧密相连，既是机体的一部分，又统一于整体。中枢神经系统在机体活动过程中起着重要作用。机体内各器官和它们的活动过程又都是互相影响、互相制约的。有些眼病是全身疾病的原因，可引起全身疾病或身体某些器官的病变。所以，医者面对错综复杂的情况进行全面分析，合理诊断，得出正确的治疗方案至关重要。综上所述，中医学与西医学的论述方式不同，其原理实际是相同的。

第三节　眼病的病因病机

一、病因

眼睛因与外界直接接触，容易受到六淫及疠气的侵害。同时人体自身的七情内伤、饮食不节、劳倦、体衰、失血和外伤等因素也往往导致眼部疾病的发生。有可能是单一因素引发，也可能是多种因素引发，故应在临床表现中通过认真细致的辨证来找出病因。

1. 六淫　风、寒、暑、湿、燥、火六种外感病邪统称为六淫。这六淫之邪可乘虚从人体肌表或口鼻而入，也可直接侵害眼部。其中尤以风、火、湿对眼危害最大，且多有相互兼夹，如风病夹火、火病夹湿等。六淫为害，眼病一般以外障病较多见。

（1）风　风为六淫之首，为阳邪。最易侵袭人体上部，且善行多变，故风邪是引起眼病的先导。因风引起的眼病主要表现为流泪羞明、目赤涩痛、发痒、胞睑肿胀、黑睛生翳。风邪若入侵经络则引起胞睑下垂、风牵偏视、神珠将反或口眼㖞斜等症；风夹湿淫则奇痒难忍、睑缘糜烂，病势缠绵难愈。

（2）火　火为阳邪，喜上炎侵目。因风、暑、湿、燥均易化火，故火邪引发眼病较多见。其病多表现为白睛红赤、胞睑肿胀、黑睛生翳、睛痛、赤脉粗大，也可迫血妄行致脉络破损而出血，引起视瞻昏渺或暴盲。

（3）湿　湿为阴邪，常与风火兼夹引发眼病。湿也可化热，多表现为眼睑糜烂、胞睑水肿、白睛水肿、痒痛并作，甚至引起血瘀气滞而视物昏蒙。

（4）暑　暑则火也，为阳邪。暑期天热常引起目赤肿胀、视物昏蒙等症。

（5）寒　寒为阴邪。如寒邪中经络脏腑，使气血凝滞，引起视物昏蒙，或风寒犯目致涕泪并流。

（6）燥　燥易伤津液。燥邪侵袭会引起眼部干涩少泪、视物不清，甚至圆翳内障而致失明。

另外，外邪中除六淫外，还有一种叫疠气，其来势急骤且能传染引起广泛流行的疾病。如天行赤眼，俗称红眼病。一年四季均可发生。其症状为白睛赤肿、眵泪胶粘，痒痛并作，胞睑肿胀。

2. 七情　七情是指喜、怒、忧、思、悲、恐、惊七种人体情绪的变化。情致的失调，尤以忧郁、悲哀、愤怒均可伤害五脏的正常功能而影响眼睛。如愤怒可致肝气上逆，长期情致失调易化火，造成睡眠欠佳，脾失健运，心肺气耗，目失所养而视力下降或失明的眼底视网膜病变（视瞻昏渺）。

3. 劳倦　劳倦指体力、脑力、目力的过度。如长期熬夜玩麻将、扑克者引起绿风内障（急性闭角型青光眼）、视瞻昏渺（视网膜病变），在临床中极为常见。过度疲劳、房室无节致气血损耗、肝肾不足等脏腑功能虚衰均易引起视物昏蒙的视网膜病变。

4. 饮食无节 古人云："病从口入。"嗜食高粱醇酒，好食辛热香辣、油炸肥甘厚味过多，致脏腑积热，痰湿内生，阻塞经络及引起炎症性眼病，也有饮食单调、偏嗜致营养失调而引起疳积上目。

5. 外伤 引起眼部外伤的原因多种多样。有因锐器、钝物、爆炸伤目，严重者致眼内出血或真睛破损。另外，电光灼伤、农药毒品入目、虫毒入侵、金石碎屑伤目、化学药品灼伤或长期日光曝晒、高温作业等均可致脏腑积热引发眼病。

6. 其他 年老体衰，失血过多，各脏腑功能衰退，精气随之减少，从而导致视力下降的疾病，如视网膜黄斑变性、白内障等。

二、病机

病机是指疾病发生、发展与变化的机理。疾病的发生与发展是人体正气与邪气斗争的过程。在正常情况下，脏腑、经络、气血之间相互协调平衡，有升有降，达到"阴平阳秘"的生理状态。一旦脏腑经络发生阴阳失调，升降失常，均可引起眼部病变。如肝经功能失调，肝胆积热上泛，会引起黑睛生翳（角膜炎）、绿风内障（青光眼）、瞳神干缺或缩小（葡萄膜炎）等，以上病症均易造成流泪、眼球疼痛、视力急骤下降。如肝阳上亢者又易造成气机受阻，引起暴盲（视网膜动、静脉阻塞）；肝阴不足，肾气亏耗，可出现视瞻昏渺的视网膜病变。

脾胃积热会引起胞睑红肿生疮，如睑腺炎、睑板腺囊肿等。脾胃虚弱、中气不足，易引起上睑下垂、视网膜脱离等病症。

心肺积热，易造成胬肉徒长，白睛红赤，眵泪胶粘或白睛溢血等。

气血虚弱、少气懒言，能引起视力下降。气盛血热又易引起眼部炎症出现。

气滞血瘀，是眼部发病后必然出现的症状。病症严重者气滞血瘀更加严重突出。眼部表现为剧烈疼痛，脉络红赤，胞睑肿胀，内上睑焮赤至暗紫色。胬肉红赤肥厚，眼底动静脉阻塞，可造成视物昏蒙或失明。

第四节 诊断概要

中医眼科的诊断要以中医的四诊八纲为要领，通过望、闻、问、切来分析眼病的阴阳、表里、寒热、虚实。其中，望诊、问诊、切诊尤为重要。

1. 望诊 查看眼部患病情况应由外到内进行。先查看上下胞睑，外表有无红肿、水肿，或出现紫绛色（皮下出血）。外皮是否糜烂起疱疹。上下眼睑启闭是否有异常，如上下睑下垂、下睑外翻。睑缘是否潮红糜烂，睫毛是否倒睫。然后，再翻转内上睑，结膜是否充血，有无淡黄色突起的脓包，有无沙粒状颗粒或乳头状结节，有无结膜结石等。其次，查看内外眦有无翼状胬肉或红赤血络出现。如果内眦有脓性黏液渗出，应以手指压迫泪囊处，看有无脓性分泌物从泪点溢出，还要查看泪道口有无闭塞。

查看白睛有无水肿及赤脉，如色如胭脂红为白睛溢血，黑睛四周有赤脉缠绕为抱轮红。

再查看黑睛，是否光滑滋润，鲜明透亮，表面有无异物，有无星点云翳，黄液上冲（前房积脓），如呈血红为前房积血。

查看瞳神是否鲜亮净澈，有无散大、缩小或变形变色。如散大且淡绿色者应怀疑青光眼，瞳神缩小变形可能是葡萄膜炎引起虹膜后粘连，色如血红者为血灌瞳神，色如淡白者为白内障。

查看眼球是否有高突或低陷，上下左右转动是否灵活，睛珠有否偏视，用手指轻压眼球是否疼痛。最后检查双眼视力情况。通过以上详细检查，分析各部病变及患者主诉，结合全身其他症状进行辨证，最后做出正确诊断。

2. 问诊 问诊是从患者口中了解疾病的情况及患病的原因。除了患者主诉外，还应问询患者未述但对疾病治疗有益的情况。

（1）主诉 首先患者自述眼病的情况及疼痛情况，分辨胞睑肿胀的疼痛还是眼球内疼痛或异物感疼痛，或久视后疼痛，或眼球酸胀痛，或轻压眼球会痛，是否连及眼眶痛甚至头痛。其疼痛的程度是隐痛、刺痛还是胀痛等。是持续性疼痛或间歇性疼痛均要分辨清楚。还要询问患者的饮食、睡眠来找出目痛的原因，如嗜酒、喜辛辣煎炒等上火之品或长期失眠均可导致眼病疼痛。

（2）问目痒　痒的程度分奇痒与微痒。引起目痒的原因与不良生活习惯、饮食和外界接触有关。有些因过食辛热而引发；有些因毒虫外侵而引起变态性反应而痒，甚至有灼痛感；也有因眼部不适常用湿毛巾拭眼或反复用盐开水洗眼导致湿淫外侵而发痒者；感染疠气也会引起眼部奇痒流泪。

（3）问目眵　眵为眼内分泌物，俗称眼屎。眵有与否，多或少，稠与稀均要问清楚。如满眼眵多，睫毛粘结，且白睛充血者可诊断为红眼病；经常有眵多但稀且流泪，应怀疑泪囊炎。

（4）问目泪　泪多如汤，是风邪入侵引起的眼病，若有白睛充血，眼球有压痛，视力下降则为虹膜睫状体炎；眼球无压痛，视力正常但眵多者应怀疑红眼病；如果单纯经常流泪，可检查是否有泪道阻塞；因情绪引发的流泪是正常生理现象，不作病态。

（5）问视力　保护好双眼的视力是治疗眼病的最终目的。可以通过视力下降，结合眼睛各部位的异常来诊断何种病症。如黑睛生翳，瞳神散大、缩小或不规则，瞳神淡白、血红均会影响视力。如果眼外观未见异常，但视力下降者可怀疑是视网膜病变。近视或老视也会引起视力变化，一般不作病态。

（6）问全身情况　全身情况主要是问头痛。因眼病引起的头痛，如青光眼、虹膜睫状体炎均会引起头痛。有因肝阳上亢（高血压）引起头痛造成暴盲（视网膜动、静脉阻塞），也有脑肿瘤引起头痛且压迫视神经而致失明者。

(7) 问大小便　肺与大肠积热会引起大便秘结，多易出现急性眼病实症。小便赤、口苦咽干是肝胆湿热，也极易引发急性眼病实症。

(8) 问饮食　嗜食辛辣酒浆、油炸煎炒均是引起眼病的因素。治疗期间，以上食品应在忌口之列。

(9) 问脾胃　询问患者有无胃痛史，特别是胃寒引起的十二指肠球部溃疡，在用药时应顾及肠胃，不可过于寒凉，避免给患者增加胃痛的副作用。此外，还应询问患者有无恶心、呕吐史，青光眼病往往会出现这种症状。

(10) 问发病时间　发病至就诊时有多少天、几个月或几年，都必须问清楚。“新病易治，旧病难疗”。

(11) 问睡眠　是难以入寐还是神倦多寐，可供辨别阴阳气血之盛衰。

3. 切诊　眼病以实热为多，故大多数患者脉象均有不同程度的数、滑、弦、紧。如夹风邪会出现浮脉；如气血虚弱，年事已高，会出现沉弱、濡迟的脉象。中老年眼底病患者应测血压，血压偏高往往是发病原因。

第五节　辨证概要

为了方便识别眼病的各种症状，笔者描绘了各种眼病症状的彩色图谱，以方便读者鉴别眼病时参考。下面就眼睛各部位出现的病症逐一作简单介绍。

一、睑腺炎

眼睑表皮红肿有痛感为炎性疮疖，俗称麦粒肿。发生在睑腺部位的称睑腺炎，其发病部位可在睑缘及上下睑内。外伤也会引起眼睑红肿，甚至上睑下垂（彩图 44）。上睑皮肤呈晶莹状水肿，灼痛或痒，是虫毒外侵引起的变态性反应（彩图 4）。眼内结膜、角膜炎症严重时也会引起眼睑肿胀。胞睑生核状硬结，不红不痛者为睑板腺囊肿（彩图 6、彩图 43）。内上睑充血较明显且细小沙粒状分布，奇痒者为沙眼（彩图 9、彩图 10）。如内上睑有乳头状突起密布或如片石铺路般密布者，以及表面有黏稠透明状附着为春季卡他性结膜炎（彩图 11、彩图 12）。

炎症性眼病的血瘀气滞轻重的程度反映在内上睑结膜上。重症者充血重度呈紫绛色（彩图 24），中度者充血色泽较深红（彩图 23），轻度充血者色泽较红，血络清晰可辨（彩图 22）。如果睑缘红赤、溃烂或起疱疹为睑缘炎或湿疹（彩图 17）。胞睑内有细小黄白色颗粒，质略显坚硬属结膜结石（彩图 18）。下眼睑下垂，内睑外露，闭眼时上下睑闭合不全，嘴巴会向另一眼侧㖞斜，是面神经瘫痪（彩图 14）。上眼睑下垂无法自然提起者，且无红、肿、痛，甚至连及双眼下垂者为重症肌无力型上睑下垂（彩图 41）。双眼睑频繁眨动不能控制者为目劄。眼睑及其周围肌肉不自主地跳动为眼肌痉挛，又名胞睑振跳。

二、白睛充血

白睛充血为各种炎症性眼病的表现，如结膜炎、角膜炎、虹膜睫状体炎、青光眼等均会引起白睛充血。角膜四周有红丝赤脉缠绕，为抱轮红，也叫睫状充血。白睛呈现血红一片，无肿及异物感者为白睛溢血，又名球结膜毛细血管破裂（彩图25）。

三、翼状胬肉

内外眦生长出如苍蝇翼样的筋膜，严重者会侵入角膜，遮盖瞳孔影响视力，这叫翼状胬肉（彩图27、彩图28）。白睛近上睑处向下长一块帘状淡红色翳膜，遮盖角膜，为沙眼性角膜血管翳，又叫赤膜下垂（彩图19），是沙眼长期得不到有效治疗留下的后遗症。内眦部上下睑缘各有一个泪道口，又名泪点，当泪囊内有炎症时，会有脓性分泌物从泪道口溢出（彩图26），分泌物往往会阻塞泪道造成眼泪外溢。

四、角膜炎

角膜上出现点状、淡白色云翳为角膜炎，又名单星障（彩图29）；角膜上凝聚成大的块状白色翳斑且有隆起为角膜溃疡，为角膜重型炎症，以上均为细菌性感染（彩图31）。如果角膜六点钟处有淡黄色液体，液面呈水平、半月形，可随头位改变而移动为前房积脓，又名黄液上冲（彩图32）。如果角膜块状翳斑中间有蟹睛状突起为角膜穿孔，虹膜脱出，又名蟹睛症（彩图33）。角膜上有云雾状或树枝状淡白色翳斑，边界模糊，为病毒性角膜炎（彩图34、彩图35）。如果角膜骤生多个点状星翳，属病毒感染，为聚生障（彩图30）。

五、急性闭角型青光眼

瞳孔散大呈淡绿色为急性闭角型青光眼，又名绿风内障（彩图36），会引起白睛充血、眼内胀痛、视力急骤下降，甚至头痛、恶心、呕吐等症状。外伤及视神经病变和药物也会引起瞳孔散大，但无上述症状，可区别。

瞳孔缩小或边界不规则，为虹膜睫状体炎引起虹膜与晶状体粘连所致，又称瞳神紧小、瞳神干缺（彩图37）。瞳孔内呈淡白色为晶状体浑浊，称白内障（彩图38）。瞳孔内呈鲜红一片，为血灌瞳神，是眼底血络破损出血所致（彩图39）。

六、泪与眵和痒

因感染风邪或眼内有异物会流泪，泪道阻塞亦会流泪。眵为感染热毒之产物。感染风邪会痒，睑内起沙眼会痒，湿邪或虫毒内侵也会引起变态性反应而痒。

七、疼痛

睑腺炎或外伤会引起胞睑红、肿、痛，睛珠疼痛或有指压痛甚至患眼侧头痛为青光眼或虹膜睫状体炎。角膜溃疡引起前房积脓或角膜穿孔致虹膜脱出者也会造成睛珠痛。

八、眼珠受阻

眼珠受阻为眼外肌麻痹性斜视，并造成复视，又称风牵偏视（彩图42）。脑部肿瘤压迫神经也会导致眼球转动受阻。如果外突如牛眼，可能是眼球化脓性炎症或肿瘤引起占位性病变，一般以单眼居多。

九、视力

眼内巩膜、角膜、葡萄膜、房水、晶状体、玻璃体、视网膜、视神经等如有病理改变，均易引起视力下降或失明。外伤和其他因素也会引起视力下降。如果在查体眼睛各部位外观未出现异常的情况下，出现视力下降，应考虑眼底视网膜、玻璃体、视神经病变。

第六节　治疗概要

眼病的治疗分内治和外治。为了使治疗效果又快、又好，必须将中医与西医各自的优势相互结合。中医内治以口服药物汤剂为主，也可制成中成药口服。西医内治不但有口服，还有肌肉注射、结膜注射、静脉推注和静脉滴注等方法。

外治法：中医有针刺放血、劆洗放血、熏洗、外贴及外点药散等法。西医有各种外治的手术疗法。

一、中医内治法

中医内治法通过药物来达到调整脏腑功能及祛除病邪的目的。常用治法如下。

1. 疏风清热法　常见眼病由风热引起的较多，故常使用具有辛散解表清热的药物组成的方剂来疏风清热。风热之症如胞睑肿痛、白睛红赤、黑睛生翳、流泪畏光、眼内痒痛并作，甚至伴有头痛、发热、脉浮等症状。其方剂如败毒散、驱风散热饮、还阴救苦汤、苦参抗敏汤。

2. 泻火解毒法　用寒凉性质的药物组成的方剂，以达到泻火解毒通腑的功效。热毒引起的眼病一般较急，症状较严重。如胞睑肿痛、白睛红赤、黑睛生翳、黄液上冲或出现蟹睛等重症。另外，还会导致口苦咽干、大便密结、脉浮数等全身症状，其方剂如清热解毒汤、龙胆泻肝汤、退赤散、泻肝汤、青光眼汤、降血平脑汤。

3. 补益肝肾法　肝肾不足会引起眼内晶状体、玻璃体及视网膜的病变，故治疗应补益肝肾、滋阴降火为主，所用方剂如复明汤、甘露饮、六味地黄丸。

4. 行气活血法　眼病发生后会引起气滞血瘀，故治疗时活血化瘀的药物必不可少。它既可改善血行，又可促进眼部瘀血的吸收。所用方剂如四物汤、血府逐瘀汤、补阳还五汤。

5. 益气养血法　气与血乃人体之根本，气血虚弱也会引起视力下降、胞睑下垂等症。补气养血的方剂有人参养荣汤、补中益气汤、八珍汤。

6. 明目退翳法　以上所介绍的祛风清热、泻火解毒、行气活血、补益肝肾、益气养血等治疗方法本身就含有明目退翳的功效。另外，外治的劆洗放血法其明目退翳的功效更胜一筹。如果盲目使用草决明、石决明、蝉蜕、夜明沙、密蒙花等作退翳药，只能起到隔靴搔痒之效，是庸医之见，误人不浅。

7. 消积导滞、疏肝健脾法 胃司纳谷，脾主运化，脾不健运，食郁不消，使脾胃损伤，脾虚肝旺，致胞睑频繁眨动。治宜健脾消食，除胃中湿热，使脾胃运作正常，所用方剂如保和丸。

肝脾郁结会使头晕目暗。故疏肝健脾可治肝脾郁结引起的癔症性视力下降，所用方剂如逍遥散。

8. 祛风化痰法 因风痰壅滞、脉络瘀阻导致的口眼㖞斜、上睑下垂、风牵偏视等症。应祛风化痰、舒筋活络，所用方剂为牵正散、正容汤。

9. 清热止血法 因火、热会迫血妄行，导致眼底出血或白睛毛细血管破裂（白睛溢血），宜清热凉血止血。所用方剂如十灰散、凉膈散或退赤散加减。

以上治法并非单独使用，病情往往错综复杂多变，根据病情可以将多种方法联合使用。如疏风清热、泻火解毒联合使用；风重于热，祛风药可多用；热重于风，泻火解毒药可多用，根据病情随症加减方是正理。

二、中医外治法

中医外治法治疗眼病有点药、敷药、熏洗、熨烫、针灸、劆洗放血等手法。随着科技的发展，有些外治法无法达到快且好的疗效或有副作用，已摒弃不用，如点药散不如滴药水方便，患者更易接受滴眼药水。但针灸、针砭放血法、劆洗放血法因疗效确切仍在使用中。其中劆洗放血法对缓解因气滞血瘀引起的眼病有立竿见影的效果，且操作简便，患者容易接受。

三、中西医结合疗法

自从20世纪抗生素问世以来，对因感染细菌、病毒、真菌等引起的眼病治疗效果得到极大提高。尤其是对挽救致盲率极高的角膜溃疡患者起到了重要作用。但是，当角膜溃疡出现胞睑肿胀、内上睑结膜重度充血呈紫绛色的严重血瘀气滞时，却阻塞了抗生素直达病所的通道，使抗生素发挥不出它的功能，显得无能为力。只有立即采用劆洗放血疗法，放出大量的污血，化解气滞血瘀，抗生素才能顺利到达病所。否则，势必眼睁睁看着患眼病情恶化，出现黄液上冲、蟹睛等危候，甚至眼球塌陷致失明的恶果。

另外，重症炎症性眼病通过抗生素口服结合清热解毒中药的治疗效果极好，不但可缩短病程，且可减少抗生素的用量。

第七节　眼病的护理

眼病护理得法，既可以提高疗效，又可以缩短病程。

一、医患合作

要养成良好的卫生习惯，对传染性极强的眼病如红眼病，要及时告知患者及其家属，患眼的眵泪含有大量的病菌，应时刻注意不要污染他人。患者使用过的脸盆、毛巾要及时煮沸消毒，不准与他人共用。如单眼患者，切忌交叉擦眼，以免传染另一只眼。对重症炎症性眼病切忌包扎，以免加重病情。严禁用手揉拭患眼或贪图凉快，用凉水冲洗患眼及用湿毛巾拭眼，这样可以预防湿淫外侵引起变态反应而加重病情。患者如发现病情有变化，如角膜溃疡患者眼内疼痛不减或加重，应及时告知医者，以便及时处理。医者应有高尚的医德和精湛的医术方能得到病人的信任。

二、护理患眼

护理患眼应根据病情合理休养，患眼不能过度使用目力，野外作业的眼病患者不要在阳光下劳动作业和进行暴晒，应在家休息。高温下作业的患者，如炉前工、烤烟师、烤饼师、厨师等都应在阴凉的地方休息，以免加重病情。对外障患者如胞睑红肿疼痛、白睛充血、黑睛生翳等在游泳时忌水中潜游。

三、饮食忌口

中医用药的法则是寒证用热性药，热证用寒性药。反之，会造成恶果。眼病绝大部分是热证，为了配合治疗，患者在饮食上应以清淡为主，应忌食酒浆辛辣之品，如辣椒、姜、蒜、韭菜、胡椒等及油炸煎烤食品。肥甘厚味，温性肉类如鸡肉、羊肉、狗肉、鸽肉、鹿肉及野生动物如野猪、黄猄（学名黄麂）、山羊等。应忌口的水果有芒果、龙眼、荔枝、榴莲、菠萝等热带产品。治疗期间，患者如果不忌口，会引起病情反复，不但造成医药资源的浪费，且增加患者经济和心理负担。

第八节　眼病的预防

《黄帝内经》云："圣人不治已病治未病。"防患于未然，是为了消除疾病，保障健康。

首先，应养成良好的卫生习惯。不要因眼部不适经常揉拭眼部，不要经常用湿毛巾拭眼或用凉水洗眼。在公共场所，不用别人使用过的手帕、毛巾、脸盆、餐具等日常用品，要勤消毒，在红眼病高发区尤须注意。

其次，对长期使用目力者，如学生、教师、作家、软件程序员等与书本、电脑为伴的人群使用目力者不要过度。最好用目力1小时后休息15～20分钟，否则易引起视力疲劳，导致近视或加深近视，或造成视久眼痛，中年人易过早引起老视。

再者，饮食有节，起居有律。五辛肥甘，煎炒炙煿及酒浆等食之有度，古人云："物无善恶，过则为灾。"少熬夜，保证睡眠时间，保持乐观无忧的情绪，过好愉快的每一天。

对于野外作业者应注意安全，防止眼睛外伤，电焊工、磨砂轮工应配戴眼镜，可预防碎铁屑击中眼球角膜造成伤害，对强光、雪地应戴防护镜，接触有毒化学品如硫酸、农药等应戴防护镜，保护眼睛免受伤害。总之，防病与治病一样重要，千万不可忽视。

第九节　视力检测法

检测视力是为了检测眼病损害视力的程度及检测治疗后视力恢复的好坏。

在自然光照良好的地方悬挂标准国际视力表，其高度为表中1.0级视标与人眼在同一水平。患者位于视力表前5m处，视力表应有电光照明，检测时要遮挡一只眼，一般先查右眼后查左眼，以能全部辨认最后一级视标为准。如还有一个或两个符号未认清，记录时应在视力级数旁注明 -1 或 -2；如右眼最后全部认清视标1.0，右眼视力即为1.0；如果还有两个符号未认清，则记录为1.0^{-2}；如果只看清三个符号，则记录为0.9^{+3}；当患者在5m处无法辨认最大视标0.1时，则令患者往前走，直到能辨认0.1为止，测其与表的距离，再推算视力。如离2m处方能辨认0.1视标，按公式$0.1\times\frac{x}{5}$推算，x为距离，即$0.1\times\frac{2}{5}=0.04$；如果患者在0.5m前仍无法辨清0.1视标，则使用指数或手动测试。将手指伸在患者眼前，则测试从距离33cm开始，先以手指个数让被检者辨认，若能辨认，则增加距离直到看不清，返回直到再次看清；若不能辨认则在被检者眼前晃动，记录辨认出指数或感知手动时的距离，视力记录为相应距离下的指数或手动。如果连手动都无法辨清，则让患者辨别光源方向，如能辨清光源方向，则记录为光感，无法辨清光源方向，则记录视力为0。

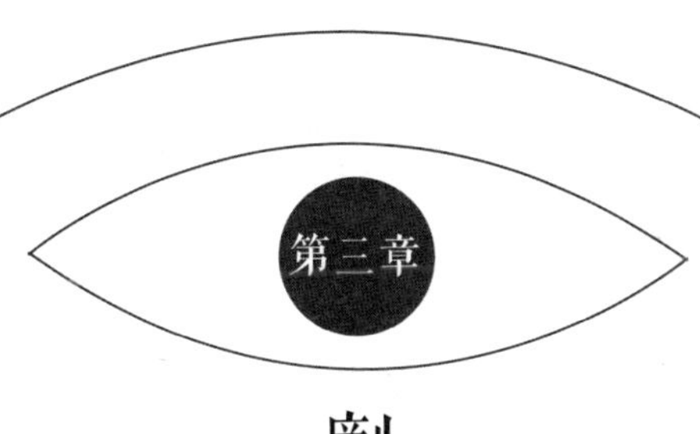

劆洗法介绍

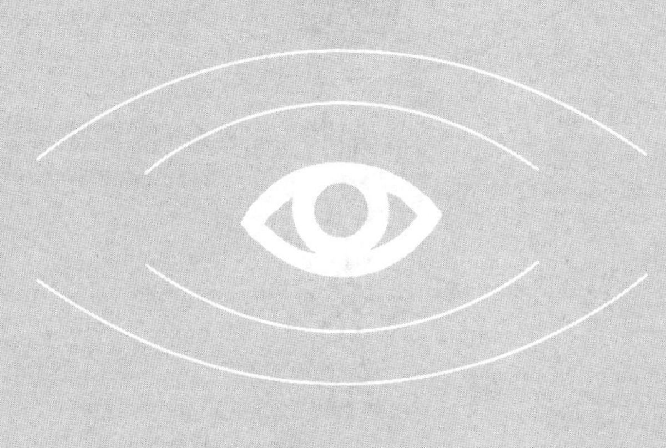

劆洗法也可叫擦洗法，其目的是通过擦洗的方式促其出血，从而达到治疗目的。劆洗的部位在眼睛上睑内结膜表层黏膜处，选用较充血的部位，一般在近内眦处。

下面介绍劆洗法操作方法及步骤。

一、工具

取直径为 2.5mm 以上、长约 3.5cm 的灯心草或直径为 0.5cm 左右、长约 1.5cm 以上末端呈鸭嘴状的海螵蛸棒。直径约为 1.5mm、长约 9cm 的铝条一根（普通铝制掏耳勺即可）（彩图 45），玻璃吸管或 2mm 针筒 1 支，药杯 1 个，脱脂棉数个，75% 消毒药用酒精 1 瓶，0.5% ~1% 丁卡因滴眼液 1 支，用硼酸 1g、100mL 冷开水配制在药杯里即成洗眼液，以上工具尽量高温消毒。

二、操作方法

患者正襟危坐，头枕椅背或墙壁，面孔略仰，轻微闭目；医者双手用 75% 酒精擦洗消毒，右手轻轻拉起患眼上胞睑缘皮肤往上提，左手持铝杆用顶端朝上睑外皮中部轻轻往下压，右手指捏住上睑缘继续往上拉，上睑皮即被翻转过来（彩图 48）。将内睑完全暴露出来后，医者用左手食指在上、拇指在下固定已翻转好的眼睑，在内上睑表面滴 0.5% ~1% 丁卡因滴眼液作表面麻醉。约半分钟待麻药起效果后，左手拇指在下睑承泣穴处压一个棉球，拭血用，也可预防污血往下直流。右手持灯心草朝内上睑充血部位（一般靠内眦部位）做左右方向拉锯式轻轻摩擦，直至出血为准（彩图49）。灯心草表面粗糙柔软，反复摩擦后极易出血。一般充血越明显，出血量越多。待出血一定量后，用棉球将污血拭干净，再用灯心草继续擦洗，如此反复多次，直至出血量减少至微量或完全血止即可(外障病一般出血越多疗效越好)。然后用玻璃吸管或2mL针筒抽取洗眼液，冲洗摩擦处血污，用棉球擦拭干净后，将上睑恢复原状。用极薄的棉花蘸洗眼液外贴患眼，以清除眼内残留污血。5分钟后，揭去棉花，点眼药水于患眼处。此时，患者眼内异物感明显，要待数小时后，异物感才会渐渐消失；第二天清晨，患眼处眼眵较多甚至粘住眼睑，洗脸时，只要闭眼用湿毛巾拭擦干净即可，千万不可将洗脸水弄进患眼内。洗眼后一两天，通过服用抗生素，眵泪会逐渐消失。如果为传染性极强的红眼病患者施行劆洗法，完成后，医者双手一定要用酒精消毒，以免感染他人。另外，不管何种眼病，劆洗过后应给患者服用副作用少且疗效好的抗生素以预防感染、加速痊愈。否则，易造成患者恐慌。

劆洗法使用灯心草擦洗效果好、损伤小。但当内上睑表面起鳞片或砂粒状密布（如春季卡他性结膜炎和重症沙眼）使用灯心草擦洗出血少时，可改用海螵蛸棒。取大海螵蛸切除外面的硬壳，再用小刀或剪子削成棒状，末端如鸭嘴状，具体劆洗法操作与灯心草相同，但用力较重，促其出血。由于劆洗法会使睑内软组织损伤，故劆洗时会有疼痛感。现多通过表面麻醉，可减少痛苦。

三、注意事项

第一，实施劆洗法后应告知患者，忌食酒、辣椒、姜、葱、蒜及油炸烤物等，否则会影响疗效。

第二，要保护好眼球，翻转上睑要小心。洗眼时灯心草只摩擦内上睑，千万不能碰眼球的任何部位，特别是角膜溃疡蟹睛重症，应尽量保护好角膜原状免受伤害。

第三，特别应注意的是，有极个别患者在洗眼时会引起眼心反应，又叫心因性反应，即洗眼过程中患者会突然感觉头部晕昏，心跳减缓，患者嘴唇渐显淡白无血色，严重者甚至坐不稳，瘫软无力，大脑意识逐渐模糊，继而全身冒汗。这时医者应立即将患者扶持到稳当的座椅或躺椅上，掐人中穴，并且立即给予温葡萄糖水或白糖水，待汗出到一定的程度，患者会逐渐恢复神志，清醒过来，整个过程 3～5 分钟。引起这种现象的主要原因是患者身体素质及心理素质较弱，或者空腹的情况。所以，当患者身体素质较弱，或对洗眼相关治疗恐惧，或空腹时，尽量不进行此项操作。

第四，为了保证治疗效果，患者酒后切忌放血，否则会影响疗效。特别对患者患有视力下降的眼底病，如视网膜病变等。如该类患者饮酒后嘱患者改日再来治疗。如碰到传染性极强的眼病，如红眼病，为了防止传染，洗眼工具要另设一套，洗完后整套工具要严格消毒，预防传染他人。

四、劆洗法的适应证和禁忌证

属气滞血瘀证的眼病均适用劆洗法。辨别眼部的气滞血瘀证，以外障病为例，主要观察内上睑的充血程度，充血越明显，气滞血瘀越重。内上睑整片血络消失，其色泽呈暗红色，胞睑又肿胀，说明气滞血瘀属重度（彩图24），劆洗时出血也多。而内障病的气滞血瘀很难从内睑表现出来。大部分眼病均会出现气滞血瘀，如睑腺炎（针眼、眼丹）、重症沙眼（椒疮）、急慢性卡他性结膜炎（天行赤眼、红眼病）、细菌性角膜炎及溃疡（花翳白陷、凝脂翳）、病毒性角膜炎（聚星障）、角膜前房积脓（黄液上冲）、角膜穿孔（蟹睛）、急性虹膜睫状体炎（瞳神紧小干缺）、巩膜炎（火疳）、充血性青光眼（绿风内障）、中心性浆液性视网膜病变，眼底出血等达到一定程度时都会出现血瘀气滞，使用劆洗法均有极好的疗效。但是所有的眼病治疗还应通过中医的辨证施治结合西医治疗，中西医结合才能达到快速治愈的目的。

劆洗法的禁忌证：对于年老体衰、气血虚弱及失血过多者禁用此法。

五、祖父常用药方

1. 洗眼液

（1）1%的硼酸溶液，临用时配置（开水浸泡）。

（2）月连水。月石1g，黄连粉0.5g，加入100mL温开水，待完全沉淀后，选用上层清澈无杂质的药液。可用于洗眼、清洗血污，也可用于治疗目痒症。

用法：将脱脂棉蘸药液外贴眼部，待干后换药，止痒效果明显。以上两种洗眼液，均在劆洗放血后作冲洗眼部血污之用，两种可任选其一。

2. 三黄散　黄连5钱，黄芩5钱，黄柏5钱，甘草5钱。研为细末，每次服3钱。眼部赤痛、心火炽盛患者洗眼后服用，连服2～3天。

3. 清热解毒汤　白花茶5钱，夏枯草3钱，鱼腥草3钱，野菊花3钱（无花可用全草），金银花6钱（无花可用全草）。洗眼后净水煎汤服用，以上草药可让患者自己采集。（1钱＝3克）

注：白花茶乃长在山区田坎上开白花、株高一尺左右、外观类似蒲公英的一种草药。

4. 光明目药散　水飞珍珠3钱，水飞玛瑙3钱，水飞珊瑚3钱，琥珀4分，月石1钱，水飞炉甘石1两半，麝香6厘，熊胆2分，梅片3分，朱砂5分，黄连3分。以上11味共研极细如尘，用银簪挑1/4节米粒大点入眼中，日点2～3次。本药有消肿退红、明目消翳之功，且能缓解眼部疲劳。

5. 疳积散　厚朴1钱5分，山楂1钱5分，牡蛎1钱5分，莪术2钱，芡实2钱，党参3钱，淮山3钱，麦芽2钱，谷精珠1钱5分，使君子1钱5分，蛤粉1钱5分，夜明砂1钱5分，草决明1钱5分，神曲1钱5分。以上药物共研细末，每次服1钱至2钱5分，可炖汤服用。治小儿疳积上目，如有夜盲症，可与动物肝脏同炖服。

6. 二明退矇散　草决明（炒）3钱，石决明（煅）2钱，夜明砂3钱，蝉蜕1钱5分，密蒙花3钱。共为细末，每次2钱，炖猪肝或鸡肝共服。治疗小儿夜盲症效果好。

依患者个人情况，加减中药处方。

六、中西医名词解释说明

由于中西医对眼部名称的称呼不同，为了不至于引起混淆，特作如下说明：球结膜，中医描述为“白睛”；角膜，中医描述为“黑睛”；脓性分泌物，中医描述为“眼眵”等。

七、劆洗法所致出血量符号表示法

洗血量特多（约 1.5mm）记“卅卅”，洗血甚多（约 1mm）记“卅卅－”，洗血多记“卅＋＋＋＋”，洗血较多记“卅＋＋＋”，洗血略多记“卅＋＋”，洗血中等“卅”（约 3 滴血），洗血略少记“卅－”，洗血少记“卅－－”，洗血甚少记“卅－－－”。1mm 约等于 15 滴血。

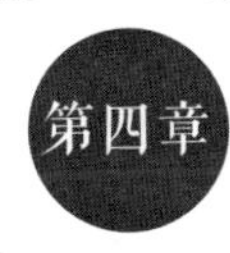

眼病的治疗

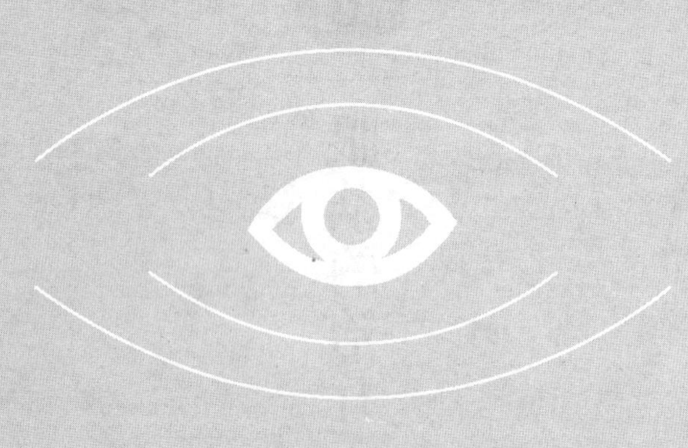

第一节　胞睑疾患

一、睑缘炎

睑缘炎（彩图 17）中医称为睑弦赤烂。其症状为睑缘表皮红赤，甚则糜烂，表面有淡黄色渗出物，痒痛并作，羞明流泪。病变发生于外眦部者会引起外眦白睛、内上睑结膜充血，治疗不当引起气滞血瘀，会使病情缠绵难愈，严重者会引起睫毛乱生或脱落。中医认为胞睑属脾，脾胃湿热外夹风邪，风湿热三邪相搏可引起本病。

治疗：轻症者可用加倍月连水蘸棉花外贴（月连水：月石 2g，黄连粉 0.6g，100g 开水），待干后换药再贴，日贴 4～5 次，加服中药清热解毒汤加白芷、防风、泽泻、车前子等，其效果更捷。重症者会引起睑内结膜充血，睑缘尤甚，故适用劆洗法以活血祛瘀，擦洗部位为内睑缘充血明显处，如出血多则痊愈快。洗眼过后应服抗生素 2 天，预防细菌感染，再加服清热解毒汤加减，外用药可用加倍月连水外贴。本病患者多出自山区农村不注意眼部卫生者。随着卫生常识的普及，本病已较少见。

【验案】

钟某，女，56 岁，1970 年 3 月 15 日就诊。

主诉：双眼反复发红、肿胀、痒痛2年余。

病史：2年前患者双眼近外眦部上下睑缘出现发红、肿胀，外皮糜烂，睫毛稀疏，眵泪胶粘，羞明流泪，近外眦处白睛充血，奇痒难忍。曾去某医院治疗，未见好转，久拖至今。症见：右眼病情重于左眼，当痒痛严重时，患者自己不时会采集一些草药煎汤熏洗，时好时坏，如果用山涧凉水洗眼顿感凉快舒服，但不持久。脉略浮数。患者平素脾胃积热，易上火，又受风邪上攻目系所致。

治疗：采用劆洗法，选内睑缘充血明显部位，右眼洗血甚多，卅-，左眼洗血较多，卅+++。

西药：四环素片0.25g×2片。日3次，服2日，饭后服。

中药：龙胆草6g，黄芩10g，苍术10g，栀子10g，金银花15g，野菊花15g，桔梗10g，连翘10g，薄荷8g，白芷10g，防风10g，车前子10g，泽泻10g，甘草10g。2剂，净水炖服。由于有西药，中药1剂分2天服，第1天服第1汤，第2天服第2汤、第3汤；外用加倍月连水外贴，待干燥后换药，日贴4~5次。

二诊：3月21日。双眼睑缘肿胀已消，分泌物减少，羞明流泪好转，痒痛明显减轻，睑缘有结痂之势。治法仍采用劆洗法，右眼洗血较多，卅+++，左眼洗血略多，卅++，内服中西药同上，外贴药同上。

三诊：3月30日。双眼睑缘已结痂，无痛感，但微痒，羞明流泪已愈。内外治法同上，后追访已愈。

按：久病致血瘀气滞、气血不畅而使病情缠绵，采用放血疗法可使疗效增强。本案服用抗生素既可防细菌感染，又可清热解毒。中药黄芩、龙胆草、栀子寒凉泻火；金银花、野菊花、连翘清热解毒；白芷、防风、薄荷祛风除湿；泽泻、车前子利水渗湿；苍术燥湿健脾；桔梗开提肺气，载药上浮；甘草和中。诸药合用，风湿热三因消除，诸病自然平复。

二、睑腺炎

睑腺炎（彩图1～3、彩图7～8），西医学又称睑板腺炎，是长在眼睑部位的化脓性疮疖，中医称为针眼、眼丹。这些疮疖一般长在胞睑内结膜或胞睑缘，也有部分长在胞睑外皮。初起局部会出现疼痛，发病部位逐渐隆起，后来会出现脓点，周围红肿。如果早期未化脓，可用抗生素口服促其消散；如果有脓点，可用三棱针刺破脓点，挤尽脓液；严重者会疼痛异常，胞睑红肿，如鸽蛋大，待化脓后在脓点处用三棱针刺破，如口小出脓不畅，可用手术刀将切口加大至2mm（注意：如内睑有脓点，切口应与睑缘垂直；如胞睑外皮有脓点，切口应与睑缘平行）。在内睑的脓点周围如果充血明显，在挤出脓液的同时，还应进行劆洗放血促其快速消散。本病病因多与火热内盛或过食辛辣煎炒之品致脾胃积热有关，治疗应以清热泻火解毒为主，如清热解毒汤，体壮热重便秘者可加大黄泻火清热。

本病如果治疗不当，往往会出现黄豆状或卧蚕状突起，颜色发红，无脓无痛，这是睑腺炎后遗症（彩图5），内服药物完全无效，只能采用放血疗法，用三棱针在发红部位分别取三个点位刺入，促其出血，隔5～7天放血一次，反复几次方能消散，不留瘢痕。

【验案1】

陈某，男，21岁，牛压岭人。1991年6月27日就诊。

主诉：右眼肿痛反复发作3年。

病史：患者云，近两三年双眼经常睑腺炎发作，轻者自行挤脓而愈，这次特别严重，近日进食辣椒较多，且喝热性国公酒。现症：患者右眼上胞睑红肿如桃，散落着好几个绿豆大的脓点，类似蜂窝织炎，有烧灼性疼痛，上睑完全睁不开。

治疗：挤出脓液，同时在红肿处用三棱针放血，出血甚多。

中药：拟清热解毒汤加减。黄连6g，黄芩10g，龙胆草6g，连翘10g，桔梗10g，生大黄6g，赤芍10g，金银花15g，甘草10g，野菊花15g，天花粉10g，白芷10g。3剂，净水炖服，每日1剂。10天后患者来诉，已愈。

【验案2】

谢某，20岁，女，罗斗坑人。1998年7月15日由男朋友带领前来诊治。

主诉：双眼反复红肿疼痛3年。

病史：自17岁始双眼经常患睑腺炎，曾多方治疗，仍会反复发作，每年至少患3～4次，苦恼至极。现症：左眼上睑红肿疼痛，内上睑近内眦部有一花生米粒大的脓点，周围充血明显。

治疗： 用三棱针刺破脓点，挤出许多黄稠脓性分泌物，以挤尽为度。用劆洗法放血多，卅＋＋＋＋。

中药： 拟泻火清热剂。龙胆草 10g，黄芩 10g，栀子 10g，虎杖 15g，连翘 10g，桔梗 10g，皂刺 10g，金银花 15g，蒲公英 20g，天花粉 12g，白芷 10g，甘草 10g。3 剂，净水炖，饭后服，每日 1 剂。

西药： 四环素每次 0.5g，每日 3 次，饭后服，共 2 日。

嘱患者忌食温性野味及煎炒辛辣之物。

按： 患者父亲是猎人，经常能猎获野猪，平时饮用野猪头汤较多。野猪肉性温，长期食用致正值青春期的患者火气大，内热重。

三年后追访，病愈，未复发。

【验案 3】

谢某，男，32 岁，万安乡下圳人。2006 年 3 月 13 日就诊。

主诉： 右下眼睑硬结 4 个月余。

病史： 右眼下睑缘有一长条形如卧蚕样突起的红色硬结，经久不消。多处治疗无效，已有 4 个月余。

治疗： 用三棱针将血肿左右各刺一针，出血约四滴血。拟清热解毒汤加减：龙胆草 8g，黄芩 10g，生大黄 5g，牛蒡子 10g，薄荷 8g，甘草 10g，桔梗 10g，连翘 10g，金银花 20g，野菊花 12g，女贞子 10g，虎杖 10g。2 剂，净水炖服，连炖 3 次，每日 1 剂。

二诊： 2006年3月24日。右眼下睑承泣穴处卧蚕样硬结已明显消退近大半，再用三棱针刺硬结两端各出血约1.5滴血。所服中药同上，半个月后，硬结消失。

按： 因睑腺炎引起的后遗症，单凭服药很难奏效。有些人盲目使用抗生素，结果疗效不理想，如动用手术刀，会留下瘢痕，影响外观，效果难尽人意，而采用放血疗法，效果好，又不会留下瘢痕。

三、睑板腺囊肿

胞睑内生核状硬结，触之坚硬不痛，表面不红肿，翻转内睑，结膜表面显示圆形的红色影图，该病为散睑板腺囊肿，又叫睑板腺囊肿（彩图6、彩图43），中医称为胞生痰核。发病部位以上睑为多，下睑较少。本病多由恣食煎焯辛辣致脾胃蕴积湿热，或平素内热火盛，加之饮食不当而引发。初起核状极小，可服清热泻火汤促其消散，当核状如黄豆粒大或花生米大时，只能采用手术治疗。翻转内上睑，滴表麻剂，在红色圆形突起部位中心点用三棱针刺破，再用手术刀在刺破点上向上向下割开3mm切口，此切口应与睑缘垂直，挤出透明胶状物及淡黄白色散状颗粒和透明液体，要排尽内容物。手术刀开口后会有血液流出，可促其硬结消散，再用洗眼水冲洗患处，外涂抗生素眼膏，内服清热解毒之剂或口服抗生素2～3天防感染。

【验案】

朱某，女，31岁，城南村人。2008年12月19日就诊。

主诉：左眼上睑硬结3个月余。

病史：由于经常吃有辣味的泡面，致左眼上睑表面有一花生米大小的包块突起，相对应内上睑有一红影圈，不红、不肿、不痛，已有3个月余。曾口服抗生素3天，效果不显，一直拖延至今。诊断为睑板腺囊肿。

治疗：手术治疗，翻转内上睑，滴表麻剂后，用手术刀片朝红圈正中切开约3mm的切口，该切口与睑缘垂直，挤出黄白液体及一团黄豆大透明胶状物，出血甚多，卅卅－。

为防感染，口服红霉素肠溶片0.25g，甲氧苄啶片0.1g，维生素B_6片20mg。8次量，日服3次，饭后服。氧氟沙星滴眼液外滴，日6次。

半个月后复查，左眼已恢复如初。

四、目劄

胞睑频繁眨动、不能自主控制，中医称为目劄，若眼内干涩不适或发痒会出现这种症状，是儿童常见病。如果患者有饮食偏好，体形较消瘦，甚至纳食呆滞，是脾虚火旺所致，可服保和丸加减。保和丸有消积导滞之功，加黄连、黄芩泻火；如有虫积，加使君子和槟榔；大便涩可加小剂量大黄；也可加金银花、野菊花以清热解毒。对症用药，不必拘泥。如果患者因过食炙煿辛辣之品，引起脾胃积热，白睛轻微充血，奇痒难忍，经常揉拭双眼者，查看上睑内必定充血，这是气滞血瘀症状，必须采用劆洗放血，再服用抗生素以预防感染，并加服清热解毒汤泻火清热。如果患者是6～7岁以下儿童，采用劆洗法不愿配合，可单服保和丸加减，外滴氧氟沙星滴眼液，日滴3~4次。

【验案】

钟某，男，13岁，中斜村人。2001年3月17日就诊。

主诉：双目频繁眨眼半年余。

病史：双眼频繁眨眼已有半年余，曾去某医院治疗效果不明显。症见：右眼内疼痛且外眦充血，双眼干涩不适且有时奇痒，经常用手揉双眼造成气滞血瘀，查双眼内上睑充血明显。

治疗：采用劆洗法，出血甚多，左眼卅卅－，右眼卅卅－。

中药：患者舌质较红，为脾胃湿热、心火上炎所致，用清热泻火法。龙胆草4g，黄芩8g，生大黄2g，牛蒡子8g，甘草8g，桔梗8g，连翘8g，野菊花10g，金银花12g，枳壳5g，天花粉8g，薄荷8g。2剂，净水煎，饭后服，1剂服2日。

西药：口服红霉素0.19g，维生素B_6片10mg，每日3次，饭后服用，共2日。用于防治感染。

二诊：2001年3月31日。双眼目劄明显好转，右眼外眦充血已退，疼痛已止，双眼上睑内充血依然较明显。双眼洗血较多，左眼卅＋＋＋，右眼卅＋＋＋。中西药照上方服用。

本案经二诊而愈，一年后其父称未见复发。

五、沙眼

沙眼（彩图9、彩图10）类似中医学的“椒疮”。西医学认为是感染沙眼衣原体引起的有传染性的慢性睑结膜炎。症状轻微者上睑充血，无其他不适感觉；随着病情加重，会出现眼内涩痛不适，有痒感，睑结膜会出现散乱性沙粒状小颗粒，色红；严重者睑结膜表面有大量红色沙粒状小颗粒密布，表面粗糙不平，涩痛不适加重，痒感明显，如果患者不注意卫生，经常用湿毛巾拭眼或清凉水洗眼，会使病情加重，造成奇痒难忍，羞明流泪；极严重的沙眼经久不愈，易形成赤膜下垂，西医学称为沙眼性血管翳（彩图 19）。中医学认为本病由脾胃积热壅滞兼夹风邪引起；轻症可用抗生素眼药水或眼膏点眼治疗；重症单靠服药及点药效果不满意，一定要用劆洗法。用灯心草或海螵蛸棒将沙粒状小颗粒磨平，并进行放血，放血越多，好转越快，每隔 5～7 天施行 1 次，可重复多次，直到沙粒状小颗粒逐渐消失，出血量逐次减少，最后痊愈为止。每次劆洗后均要随症加减清热解毒汤服用，还可加服抗生素预防感染。抗生素的剂量应根据患者年龄、体质的不同适当调整，要注意照顾脾胃，尤其是儿童，避免过服寒凉而伤脾胃，引起饱胀、呕吐或胃痛等症。

【验案】

刘某，男，15 岁，学生，民主乡民主村人。2004 年 10 月 7 日就诊。

主诉：双眼奇痒已有一年余。

病史：一年前出现双眼奇痒，曾去乡镇医院及其他医院治疗，未见好转。症见：双眼角膜周边铁锈色充血，白睛充血呈铁锈色，双眼上睑沙粒状小颗粒密布，色红，双眼内眦外皮起皱。大便干。诊断为重度沙眼。

治疗：采用灯心草擦洗法出血较多，左眼出血卅 + + +，右眼出血卅 + + +。

中药：拟清热解毒汤泻火解毒：龙胆草 5g，黄芩 8g，牛蒡子 8g，薄荷 8g，甘草 8g，桔梗 8g，连翘 8g，野菊花 10g，金银花 10g，生大黄 4g，枳壳 4g，女贞子 8g。2 剂，净水炖，饭后服，每剂服 2 天。

西药：为防止感染，加服红霉素肠溶片 0.25g，维生素 B_6 10mg，泼尼松片 2.5mg。日 3 次，饭后服 2 天。

嘱：忌用冷水洗眼及用湿毛巾拭眼。

二诊：2004 年 10 月 17 日。双眼奇痒好转，双眼白睛及角膜周边铁锈色充血减退，上睑沙粒状小颗粒比较平复，大便见软。双眼洗血较多，左眼卅 + + +，右眼卅 + + +。西药同上。中药方中的生大黄减至 2g。

三诊：2004 年 10 月 25 日。双眼奇痒继续好转，偶尔会痒，双眼白睛及角膜周边铁锈色充血已退尽，但双眼上睑仍有少量沙粒状分布。双眼洗血较多，左眼卅 + + +，右眼卅 + + +。西药去泼尼松。中药同上。

三个月后其父告知，小儿双眼已恢复正常。

按：本案乃重度沙眼，如果治疗不及时继续加重病情可能导致赤膜下垂。另外，因为目痒，人们习惯用冷开水洗眼或用湿毛巾拭眼来贪图一时凉快，结果使病情加重，内眦外皮起皱，目痒加剧，故这种不良的卫生习惯应忌。再者，本病如果使用灯心草摩擦出血少，可改用海螵蛸棒摩擦。

六、春季卡他性结膜炎

西医学把春季卡他性结膜炎（彩图 11、彩图 12）分成三种类型，即睑结膜型、角膜缘型及以上两种类型均存在的混合型。临床上以睑结膜型为多见，混合型症状以重症状态较多。本病轻症时在上睑结膜只有几颗散乱分布的、表面平整的乳头状颗粒，大小不一，色红略淡，白睛不充血；严重时，平整乳头状颗粒密集于整个睑结膜，犹如用表面平整大小不一的片石铺砌的路面，密密麻麻没有缝隙，有少许分泌物，可牵成丝状，角膜四周有铁锈色血丝络包围，有的有痒感，有的无痒感，有的分泌物呈脓性眼屎一样，会引起羞明流泪。西医学认为本病与花粉及其他物质引起的变态反应有关。春季发病较多，秋冬病情会自行缓解，第二年春天易复发。本病极易与重症沙眼混淆，沙眼无季节性，突起的颗粒偏小如沙粒，虽然密集但表面不平整。本病多见于青少年及儿童，成年人较少。中医学认为本病发病与患者平素血热上火、嗜食辛辣煎炸性温食品，又夹风邪入侵，致睑内脉络壅阻、气血滞行有关，治疗以劆洗法放血为主。由于乳头表面无血络，真正毛细血络在乳头根部，如用灯心草擦洗如隔靴搔痒，难以引起出血，结果徒劳无功。最好用海螵蛸棒擦洗，促其出血，用棉球拭净污血后，再擦洗，这样反复数次，尽量让其多放血。内服药以清热祛风利湿之苦参抗敏汤加减，西药除用抗生素防感染外，如果流泪明显症状严重，可以加服肾上腺皮质激素，有除风祛湿抗过敏作用，但儿童应尽量少用或不用。治疗一次为一个疗程，每隔5～7天可实施第二个疗程，乳头会逐渐减少，要耐心坚持治疗，直至乳头完全消失为止，半途而废易复发。在治疗期间及治愈之后，对辛辣、湿热食品要绝对忌口，否则，影响疗效且易复发。

【验案】

刘某，男，15岁，中堡中学学生。1992年6月27日就诊。

主诉：双目涩痛、流泪、瘙痒年余。

病史：患者去年春季发病，出现双眼涩痛、不适，流泪，奇痒难忍，夜间更痒，早晨眵泪粘睫。曾去某医院治疗多次，去年冬天稍微好转，今年春天开始双眼涩痛不适及流泪加重，且有黄白色脓性分泌物渗进泪水中。症见：双眼涩痛不适、流泪，有黄白色脓性分泌物渗进泪水中。白睛淡红，黑睛四周有铁锈色血络缠绕，左眼上睑内被表面平整乳头状覆盖，密集得仅留缝隙，有如平整大小不一的片石铺的路面，右眼上睑内上半部也有平整乳头状颗粒，呈散乱状，病情左眼重于右眼。患者有嗜食辣味零食史。诊断为春季卡他性结膜炎。

治疗：由于病久必有血瘀气滞，采用海螵蛸棒擦洗，放血甚多，左眼出血卅卅－，右眼出血卅＋＋＋，这是患者嗜食辛辣引起内热蕴蒸上攻目系所至。

中药：采用清热燥湿祛风之剂，拟苦参抗敏汤加减：苦参8g，白鲜皮8g，黄芩8g，栀子8g，土茯苓12g，鸡肫花8g，防风8g，苍术8g，虎杖8g，桔梗8g，连翘8g，金银花8g，甘草8g，红枣5枚，2剂。每日1剂，净水煎，饭后服。

西药： 醋酸泼尼松片2.5mg，四环素片0.5g。日3次，服用2日，饭后服。

嘱： 患者忌食辛辣煎炒等易上火之品。

二诊： 1992年7月5日。双眼涩痛不适好转，流泪目痒均好转，脓性分泌物已消失，上睑内乳头状突起颗粒已开始萎缩，黑睛四周铁锈色血络减少。治疗方法同上，双眼劆洗放血甚多，左眼出血卅卅－，右眼出血卅卅－，中西药同上。

三诊： 1992年7月12日。双眼涩痛不适轻微感觉，目痒消失，偶尔流泪。左眼上睑突起的乳头继续变小，乳头间缝隙变宽，右眼有的乳头萎缩至消失，较粗大的乳头也变小，黑睛四周血络继续减少。劆洗双眼放血比上次略少，左眼卅＋＋＋，右眼卅＋＋＋，中西药同上。

四诊： 1992年7月22日。双眼涩痛消失，流泪已止，余无不适感，左眼黑睛四周仍有少量血络缠绕，右眼上睑乳头状颗粒继续萎缩，小的乳头状颗粒已消失。上药服后胃部有饱胀感，上方西药加维生素$B_6$20mg，日3次，服2日；上方中药苍术易白术，去虎杖加半夏6g，苦参减为6g。双眼劆洗放血较多，左眼卅＋＋＋，右眼卅＋＋＋。

五诊： 1992年8月5日。上药服后胃部舒服，无不适感，左眼上睑密集的乳头已萎缩成沙粒状突起，有的已消失，呈现散乱状分布，右眼上睑内仅留下少数较大即将平复的乳头状颗粒。双眼劆洗放血比上次略少，左眼出血卅＋＋，右眼卅＋＋。

中药同上次 7 月 22 日方。西药去醋酸泼尼松。

两年后，复查未复发。

按：本病症始终坚持劆洗放血，既能泻火清热，又能祛瘀去滞，内服药也着重清热泻火、燥湿为主，祛风为辅。方中苦参、黄芩、虎杖、白鲜皮、栀子苦寒泻火，燥湿清热且能引血下行，苍术、土茯苓燥湿健脾，鸡肫花防风祛风除湿，连翘质轻而浮，配合桔梗引药上浮直达患处，银花合连翘清热解毒，红枣、甘草护胃和中。诸药合用达到火退热清、风去湿除的效果。其实，本方乃笔者为皮肤变态反应引起的瘙痒症而设，与该病病名不同但其根同源，这是一方多用的实例。

本案的治疗原理通俗地解释如下：由于内热上浮，血液上壅，致眼部有充足的血源提供营养，使上睑因变态反应引起的乳头组织如蘑菇一样，越长越多，异常茂盛。通过劆洗法放血，可使血源供给发生紊乱甚至中断，加上中西药内服后引血下行，使血源供应相应减少，内外夹攻，导致乳头组织得不到血液的滋润，而逐渐枯萎缩小。劆洗反复多次，直到乳头组织消失最终达到治疗的目的。

七、脾翻粘睑

脾翻粘睑（彩图 13）是中医学病名，西医学称睑外翻。因先天性睑外翻可用手术矫正，而痉挛、麻痹引起的睑外翻单服中药治疗有效，这里介绍的是外伤引起的睑外翻。

睑外翻多发生在下睑，以下睑外翻导致胞睑闭合不全，能直视下睑内结膜为主症。当风邪外侵，可引起眼内疼痛、流泪等症状，此种病例笔者仅见过五例。症状有轻有重，轻症者被竹枝刺伤治疗不当造成睑外翻，治疗一次即痊愈。现将另一例重症患者的治疗过程特作介绍如下。

【验案】

陈某，男，40岁，泥工师傅，城关城南大队围子里生产队人。1983年10月3日就诊。

主诉：外伤后下睑外翻3个月余。

病史：在三个多月前，患者在粉刷倒板时，纸筋灰（纸筋与石灰混合物）不幸掉落在右眼下睑内，当时有刀割样疼痛，经自来水冲洗后仍疼痛异常。自买眼药水滴后无效果，去大队医疗站治疗，不见效果，又去某医院治疗多次。每次治疗后疼痛及流泪减轻，药停又复发，时间一久，下睑外翻越来越明显，因要赶工期，无暇顾及久拖至今。症见：右眼下睑结膜及角膜下半部均被碱性极强的石灰灼伤，视物模糊，向下视物明显。右眼下睑外翻能直视睑内结膜，下睑缘下垂约4mm，致胞睑闭合不全，长期暴露的睑结膜引发右眼疼痛流泪。下睑结膜一片深红色且肿胀，脉络消失，近下睑的球结膜（白睛）充血明显。角膜近六点钟处有一半月形淡白色翳斑覆盖，形成角膜溃疡。

治疗：灯心草擦洗下睑结膜，出血较多卅+++。

中药：由于患者平时三焦火盛，右眼经纸筋灰灼伤后风邪入侵，风火相搏引发本病，加上治疗不当，时旷日久，造成脉络壅阻，治疗宜泻火解毒、祛风清热之法。拟方：黄连8g，黄芩10g，栀子10g，生大黄6g，白芷10g，防风10g，连翘10g，桔梗10g，金银花15g，野菊花15g，钩藤10g，甘草10g。3剂，每日1剂，净水煎，饭后服。

西药：甲氧苄啶片0.1g，盐酸四环素片0.5g。日3次，服3日，饭后服。

二诊：1983年10月7日。右眼疼痛流泪明显好转，角膜近下睑处的淡白色翳斑消退变淡，面积缩小，白睛下睑外翻已恢复近三分之一，患者显欣喜之色。右眼劆洗出血较多，卅+++。中西药同上。

三诊：1983年10月12日。右眼疼痛流泪继续好转，角膜上的翳斑已成淡雾状浑浊，下睑外翻已恢复一半，下睑结膜仅露出0.2cm，白睛充血已退将尽。右眼劆洗放血比上次略少，卅++。西药同上。中药方中的生大黄改成虎杖10g，加赤芍12g，以增强祛瘀效果，服3剂。

四诊：1983年10月18日。右眼流泪疼痛消失，角膜翳斑已退尽，视力提高，胞睑能闭合，但下睑缘乃外翻约0.1cm。治疗方法同上，西药改为服2日，中药2剂。

五诊：1983年10月28日。右眼下睑缘微微朝外露。治疗方法同上，中西药各2日量。

后追访已完全治愈，右眼视力已恢复正常。

八、面神经瘫痪

面神经瘫痪（彩图14）又称面瘫，西医学认为是感染病毒引起眼轮匝肌失去正常功能，造成眼睑闭合不全且嘴唇向一边㖞斜为主症的疾病。中医称本病为口眼㖞斜，是因正气不足，风邪入侵脉络，痰血壅阻引起。如果因血管性疾病引起口眼㖞斜，伴有半身不遂、言语不利等症仍属内科中风病，不属于此处讨论范围。

由于眼睑闭合不全，引起眼内白睛充血，异物感明显且流泪不止。治疗宜祛风化痰、舒筋活络，用正容汤加减，加牵正散增强祛风化痰。风邪极易化火，可加清热泻火之品，再加养血活络之品可疏通血脉，如果采用劆洗法放血，可加速血脉通畅，缩短病程。

【验案】

钟某，女，20 岁，城厢乡东云村人。1999 年 1 月 15 日就诊。

主诉：右测口角㖞斜，面颊肿胀及右眼睑闭合不全 3 天。

病史：患者 3 天前出现右面颊略有肿胀，右眼胞睑闭合不全，口唇向左㖞斜，右眼内有异物感，会流泪，上睑内及内眦白睛处充血，遂来诊治。

治疗：右眼采用劆洗放血法，结果出血多，卅＋＋＋＋。

中药：此乃面部经络感受风邪，风易化火，风热相搏，引起血络壅阻而致。治宜正容汤合牵正散加减。拟方：僵蚕 10g，全蝎 6g，黄芩 10g，川黄连 6g，羌活 10g，钩藤 20g，胆南星 10g，当归 10g，白芍 15g，茯苓 10g，甘草 8g，天花粉 15g，麦冬 10g，木瓜 10g，北沙参 12g，川芎 10g。3 剂，净水煎，饭后服。

西药：红霉素肠溶片0.25g，甲氧苄啶片0.1g。日服3次，饭后服。

二诊：1999年1月21日。口眼㖞斜好转，右眼内的异物感好转，右面颊肿胀已消失，但仍略有压痛，内眦充血减退，药已对证。右眼劆洗出血仍较多卅+++。中西药，效不更方。

半个月后追访已愈。

按：本例患者之所以痊愈快，与两次劆洗法均出血多，能在患处起到活血通络的效果，缩短了病程有密切关系。中药方中正容汤祛风化痰、舒经通络，合牵正散增强祛风化痰之功效，芩连泻肺胃之火。方中香燥之药较多，配麦冬、沙参、天花粉可以养阴润燥，以制香燥之弊。药已对证，各种症状自然迎刃而解。

第二节　翼状胬肉

翼状胬肉（彩图27、彩图28），中医学称为胬肉攀睛，是指生长在两眦部结膜上的增殖性变态组织，简称胬肉。从眦部起横向生长，头尖，呈三角形，略隆起，内有血络分布，形如翼状，故名。生长在内眦者多见，也有生长在外眦者，或内外眦均长，是常见病。本病多见于青年以上的人群，在临床中发现有家庭遗传史，血性寒凉者生长比较缓慢，经过数年或数十年后才能侵入角膜，甚至侵入瞳孔，影响视力；平素内热较重或嗜食辛辣酒浆者胬肉生长较快，可在数年之内即可侵入角膜影响视力，此时需采取手术割除；对青壮年患者，因气血旺盛，更易反复，甚至一年之内即可长到原来的长度。

本病分静止期和进展期，静止期胬肉一般不充血，此时停止生长。当受到外界刺激或过量服酒浆辛辣之品、熬夜等时均会引起翼状胬肉充血、眼内涩痛不适，造成气滞血瘀，此时胬肉已进入进展期，胬肉有足够的血液供应会增长增厚，必须积极治疗，切断供血通道，使胬肉充血尽快退尽，促其进入静止期。所以，本病患者忌服酒浆、辛辣温热食品，忌熬夜。

本病的诱因是长期受外界刺激，烟熏日晒，或风热壅盛上攻目系，或过食辛辣温热酒浆引起脾胃积热，或经常熬夜致损耗心阴引起虚火上炎。以上诱因均会导致胬肉充血，眼内涩痛不适而进入进展期。治疗应以清热泻火为主，活血祛瘀为辅，可用清热解毒汤加减，如虚火上炎，口干舌燥，可加生地黄、玄参、麦冬之类以滋阴润燥，或用甘露饮加减。胬肉充血单凭服药很难退下来，必须在服药的同时采用劆洗法放血，放血疗法可以直接在患处清热泻火，也可造成胬肉供血系统紊乱甚至供血中断，促其胬肉充血迅速消退、停止生长。劆洗放血会损伤睑结膜表层组织，为防感染，应加服抗生素，可与中药共同达到清热泻火的作用。

【验案】

潘某，男，38岁，武平中山镇上峰村人。1990年8月30日就诊。

主诉：左眼胬肉两个月余。

病史：两个月前，患者左眼出现胬肉，多方服药治疗无效，遂来就诊。症见：左眼内眦翼状胬肉隆起，头尖处如珠状突起已侵入角膜2mm，充血极明显，属重度充血，眼内异物感明显，疼痛易流泪且奇痒，视力昏蒙，上睑内近内眦部充血非常明显，预示着气滞血瘀严重。患者平素嗜酒，在征得患者同意戒酒一段时期的前提下，笔者才愿意给予治疗。

治疗：左眼劆洗放血特多，卅卅。

西药：盐酸四环素0.5g。日3次，服3天，饭后服。

中药：黄连6g，黄芩10g，虎杖10g，生大黄3g，牛蒡子10g，白芷10g，桔梗10g，连翘10g，玄参10g，赤芍10g，金银花20g，野菊花10g，甘草10g。3剂。每日1剂，净水煎，饭后服。

白天外滴氯霉素眼药水，日6次，夜间涂红霉素眼膏。

二诊：1990年9月5日。左眼翼状胬肉充血明显减退，胬肉尖端处突起的珠状物已平复，眼内疼痛及异物感减轻，奇痒好转，流泪减少。查上睑内仍然重度充血，劆洗放血特多，卅卅。（以反复多次擦洗至排血少为止）

中西药同上方。

三诊：1990年9月9日。左眼翼状胬肉充血消退将净，异物感轻微，疼痛流泪消失，视物昏蒙好转，上次治疗效果好。左眼劆洗放血较多，卅+++。上方中药去生大黄，加栀子10g。西药同上。

半个月后患者来复查，左眼翼状胬肉充血已退尽，整个胬肉已平复，翼状胬肉已进入静止期。嘱咐喝酒节制，最好戒酒。

按：由于患者卫生常识缺乏，眼部不适即用冷水洗眼或用湿毛巾拭眼，加上天气炎热，烈日下田间劳动，眼泪刺激引起不适即用衣袖拭眼。久而久之，病情加重，必致胬肉四周蓄血多。治疗时，第一次劆洗出血后时隔几天，后面蓄血又会聚集到胬肉四周来；第二次洗血特多，各种症状才迅速缓解；第三次放血，是将剩余瘀血放尽，这时才彻底缓解进入静止期。这是一例重症案例，一般胬肉充血者治疗一次即可进入静止期。

第三节　白睛疾患

一、急性卡他性结膜炎

急性卡他性结膜炎（彩图 21），又叫急性传染性结膜炎。中医学称天行赤眼，俗称红眼病。本病传染性极强，任何年龄均可发病。由感受时气邪毒所致，多由病人的眵泪直接或间接传入他人眼内而发病。直接传染通过接触粘有病人眵和泪的双手，抚摸患者的眼睛或与病人共用一个脸盆、手帕、毛巾等物品而传染；间接传染，因病人的眵和泪干燥后病毒随风飘浮在空气中，传入健康人的眼内而致病，在生活中经常接触病人的亲属感染的可能性极大，所以，应注意预防。本病发生有区域性，容易暴发流行。

本病初起时，眼内白睛发红，疼痛奇痒并作，羞明流泪，严重时眵泪胶粘，致睫毛与双睑胶封难分，有的会引起胞睑肿胀，有的一只眼先患病继而传染另一只眼，也有的双眼同时并发。其病势的轻重与患者平素正气的强弱及感染时邪的轻重有关。正气强感染时邪轻则病轻易治，若正气弱感受时邪重则病重，迁延不愈则病情会加重。

临床特点：眵多（即大量分泌物）使上下睑睫毛粘连是红眼病最主要特征。流泪但眼球内不疼痛，试压眼球无痛感（如有痛感是巩膜或葡萄膜病变），上睑结膜充血处表面有细小砂粒状分布，严重者内上睑表面似红透的杨梅状粗糙不平，劆洗内上睑易出血。本病预后良好，不会留下后遗症，也不影响视力，除非继发引起角膜病变或治疗不当继发虹膜病变。

治疗：如果正气强，感染时邪病毒轻，中医治疗用驱风散热饮加减效果良好。如果正气弱、内热盛，感受时邪病毒重会出现严重的症状，如胞睑肿胀，眼内白睛出现赤脉纵横，眵泪胶粘，流泪如汤，眼内异物感非常明显，内上睑重度充血（彩图 24）。有的在内上睑表面有一层白色假膜覆盖，极个别患者病情严重时，眼内会自行出血，使患者惊恐万状。当气滞血瘀比较严重时一定要首先使用劆洗法放血，尽量放血至瘀血尽，放血愈多好转愈快。如果需要时，劆洗法可隔日再施行一次，内服药可用清热解毒汤加祛风药羌活、防风，同时加服抗生素内服，其严重症状可在几天内迅速缓解。在治疗期间，应告知患者配合，辛辣酒浆煎炒炙煿之品应禁服，鸡、羊、狗肉等温性动物肉类应忌服，否则会影响疗效。治疗期间做到少吃肉，多吃蔬菜。如果流泪如汤者，可酌加皮质类激素，以增强疗效。

多年临床中发现，凡是严重的红眼病，往往眼部周围聚血多，气滞血瘀重，即使使用大量抗生素也因血流不畅，药液难达患处影响疗效。只有通过劆洗法放血使血流通畅，治疗药物的作用才能立即发挥出来。

在我祖父时代，治疗重症红眼病最拿手的疗法就是劆洗法，放血几次后即可治愈。所以，治疗重症要想缩短病程，劆洗放血法是必不可少的，可每日劆洗 1 次或隔日劆洗 1 次。

【验案 1】

王某，男，12 岁，武平县七坊小学学生。1983 年 7 月 17 日就诊。

主诉：双眼发红眵多 1 天。

病史：据患者家长云，昨日傍晚左眼开始发红，今晨起已连及右眼，双眼发红，眵多。症见：双眼白睛充血，清晨眵且粘结睫毛，有少量流泪，病情左眼重、右眼轻，双眼内上睑充血不明显。

治疗：本病因初起，不采用劆洗法，直接服中药。

拟驱风散热饮加减。羌活 8g，防风 8g，连翘 8g，薄荷 8g，山栀 8g，川芎 8g，甘草 8g，金银花 15g，蒲公英 15g，川黄连 4. 5g，赤芍 8g。2 剂，每日 1 剂，净水煎，饭后服。本药味苦难咽，可加蜂蜜一汤匙。

第二日下午，据患者家长云，上方只服 1 剂，患者双眼完好如初。

按：本案患者初感时邪病毒，入侵未深，风热相搏，治宜疏风泻热，以金银花、蒲公英、连翘清热解毒，黄连、山栀清热泻火为主，佐以羌活、防风、薄荷疏风祛湿清利头目，川芎、赤芍行气活血，甘草调和诸药，用药对症，施治得法，治疗自然快捷。本病初起，无血瘀气滞，不必使用劆洗法。

【验案2】

修某，男，24岁，万安乡五里村人。1994年10月3日就诊。

主诉：双眼胞睑肿胀10天。

病史：患者10天前出现双眼胞睑肿胀，曾去某村卫生所及某医院治疗，均用口服或静滴抗生素治疗，效果不明显，遂来就诊。症见：双眼胞睑肿胀如桃，外皮呈暗紫色（皮下出血），眵泪胶粘，流泪如汤，白睛重度充血。双眼上睑内重度充血，已成暗红色（彩图24），表面有一层乳白色假膜覆盖。

治疗：宜立即采用劆洗法放血，以促其血络通畅，使药物直达病灶。用镊子小心剔除上睑内白色假膜，双眼放血特多，左眼出血，卅卅，右眼出血，卅卅。

中药：宜清热解毒汤加减，热重可加黄连、大黄，风盛邪重加白芷、羌活。拟方：龙胆草6g，黄连6g，黄芩10g，栀子10g，生大黄4g，白芷10g，羌活10g，连翘10g，桔梗10g，金银花20g，野菊花15g，防风10g，天花粉10g，甘草10g。3剂，每日1剂，净水煎，饭后服。

西药：吲哚美辛 12.5mg，盐酸四环素片 0.5g，甲氧苄啶片 0.1g。每日 3 次，服 3 日，饭后服。

外滴氯霉素眼药水，夜间涂红霉素眼膏。

二诊：1994 年 10 月 6 日。双眼胞睑肿胀已消大半，胞睑外皮暗紫色退尽，已恢复正常。眵泪胶粘明显好转，眼内疼痛好转，流泪好转，上睑内仍充血严重，表面仍有一层白色假膜覆盖，清除假膜，再行劆洗法，双眼放血特多，卌。西药同上。中药去生大黄易虎杖 10g。

三诊：1994 年 10 月 9 日。双眼胞睑肿胀已消尽，白睛充血已退将尽，仍会少量流泪，眼内异物感及疼痛已消失，双眼放血较多，卌 + + +。中西药同上，2 日量。

按：一般的红眼病经一次或两次即可治愈。这是红眼病特重症的案例，该病因风邪病毒外侵，风又化火，激发内热蕴蒸，时间日久，导致血络壅阻，使胞睑肿胀如桃，血液外溢而致表面呈暗紫色，由于未侵到角膜，经三诊而愈。红眼病是所有眼病中使用劆洗法最容易出血也最能体现疗效的病种，只要用灯心草轻轻摩擦即可出血，这也是与其他类型的眼病鉴别的一种现象。另外，红眼病传染性极强，医者接触过患眼分泌物的双手及劆洗器具应严加消毒。双手用 75% 的酒精擦洗即可。

二、过敏性结膜炎

眼部受到外界物质如水、湿气等反复刺激，引起变态性反应，又叫过敏性反应，使眼部出现奇痒难忍的症状，中医学称为目痒。如果偶尔发痒者，不属病态，不必治疗；如果遇到虫毒外侵或化学品侵蚀及服药引起过敏性反应导致目痒，可参考本节治疗方法。因本病较为常见，特别是山区农村来的患者较多，严重者会引起气滞血瘀，使视物昏蒙。本病无传染性。

本病的主要特征是眼内眼外奇痒难忍，近眦部者尤甚，以内眦者为多，白睛淡红，甚至上下胞睑外皮起皱，有的糜烂，有渗出物，痒痛并作，这是缺乏卫生常识引起的常见疾病。眼睛喜燥恶湿，如果眼内出现痒感不适或眼内入异物即用湿毛巾拼命揉拭，或反复多次用冷水洗眼，或用盐茶水洗眼等，贪图一时凉爽，时间日久，湿淫邪毒入侵引起目痒，加上过食辛辣炙煿之物，使痒痛加重，引起上睑充血明显，这时患者往往烦躁不安而来就诊。

治疗：轻症者可服用苦参抗敏汤加减。患眼用脱脂棉蘸月连水外贴，待干燥后再贴，日贴 4 ~ 5 次，效果良好，但千万不可用月连水洗眼。也可外涂内含皮质类激素的眼净膏。重症者必须采用劆洗法放血，再内服药物，只有这样才可彻底治愈。内服药物为抗过敏止痒的苦参抗敏汤，本方既可疏风祛湿，又可泻火清热，湿去热清，目痒自然而止。热重者可加大黄；体弱可减苦寒之品，加白术、茯苓以健脾利湿；奇痒重症可酌加皮质类固醇口服，增强疗效。

【验案】

刘某，女，47 岁，民主乡民主村人。2001 年 7 月 17 日就诊。

主诉：双目发痒半年余。

病史：半年前患者发现眼内不适微痒，即用盐茶水洗眼。田间劳作时用山涧水洗眼，洗后凉快舒服，反复多次使涩痒加重；劳作中汗出入眼，随即用衣袖揉拭双眼，越痒越拭。曾治疗多次，给氯霉素滴眼液，利福平滴眼液，泼尼松滴眼液，还有内服中西药，结果疗效甚微。症见：双眼奇痒难忍，白睛淡红，双眼上下睑皮肤起皱且糜烂，表面有渗出物，近内眦处尤甚，双眼内外眦处充血。

治疗：患者平时嗜酒且嗜食辛辣，为此，医者要求患者应该配合治疗，在治疗期间，必须彻底戒酒浆辛辣，否则百药不效。另外，要求患者注意眼部卫生，切忌用盐水及冷水洗眼，也忌用湿毛巾拭眼，保持眼部干燥清洁，在患者愿意配合的情况下才给予治疗。

先采用劆洗法放血较多，左眼出血卅 + + +，右眼出血卅 + + +。劆洗放血时，由于灯心草的摩擦，患者感到眼痒致全身颤抖但舒爽愉悦。

中药：用抗敏止痒汤加减。苦参 10g，白鲜皮 10g，鸡肫花 10g，地肤子 10g，白芷 10g，防风 10g，木通 10g，桔梗 10g，连翘 10g，土茯苓 15g，黄芩 10g，野菊花 10g，忍冬藤 15g，甘草 10g。3 剂，净水煎服，日服 1 剂，饭后服。

西药：红霉素肠溶片 0.25g，甲氧苄啶片 0.1g。日 3 次，饭后服，连服 2 天。

西药服后半小时再服中药，外用脱脂棉蘸月连水贴眼，待干后换新的再贴，日贴 4 ~ 5 次。

二诊：2001 年 7 月 23 日。双眼奇痒大减，胞睑外皮起皱消失，糜烂消失，只给上方中药2剂，嘱保持眼部卫生。

半月后追访，诸症消失，双眼恢复如初。

按：本案患者不注意眼部卫生并有嗜酒辛辣的不良习惯，均与本病的发生有极大的关系，故医者必须与患者达成口头协议，要求患者注意眼部卫生并暂时彻底戒酒浆辛辣，否则病情容易反复或缠绵难愈。如果医者只顾见病开药，从不过问患者的生活习惯及嗜好，也不找患病原因，对疾病的治疗不利，也极难收到预期的疗效。

第四节　黑睛疾患

黑睛是中医学名称，西医学称为角膜。本节介绍角膜感染细菌或病毒而引起的疾病。

一、细菌性角膜炎

细菌性角膜炎（彩图29、彩图31～33）即角膜部位感染细菌所致的疾病（中医学称黑睛生翳），严重者成为角膜溃疡（中医学称为花翳白陷、凝脂翳）、前房积脓（中医学称为黄液上冲）、角膜穿孔、虹膜脱出（中医学称为蟹睛症），以上病名反映出了角膜炎从轻症到重症各阶段演变的不同变化。该病久拖未治或治疗不当极易引起角膜永久性翳斑或失明，一般以单眼发病为多见。症状名称虽然不同，但同是细菌性感染，治疗方法相同，故一并叙述。

引起本病的原因：其一，因外伤划破黑睛表层使邪气乘隙入侵而致病。其二，肝经有伏火，加上过食油炸煎炒、酒浆五辛等物致胃经郁热上蒸，复受风邪，风热相搏，日久化火，上攻黑睛所致。初起时，黑睛上生一个细小淡白色星翳，引起眼内涩痛、流泪、羞明，黑睛四周有细小血络分布，又叫抱轮红赤，有的血络会渗入黑睛；白睛发红，视物昏蒙。随着病情的加重，黑睛上的翳斑会增大增厚如凝脂状，羞明流泪，眼内疼痛，白睛发红均加重，视力大减，甚至引起黄液上冲（角膜前房积脓），然后引起蟹睛（角膜穿孔、虹膜脱出），最后眼内容物全部脱出，使眼球塌陷而失明。

本病来势有缓急之分，如内热邪毒壅盛重者则病情来势猛且急，几天之内病情即可演变成凝脂或黄液上冲、蟹睛等重症，故治疗本病如救火，治疗越早越好，否则患眼有失明之虑。如果里热壅盛较轻者，来势较缓，其症状演变也缓，但也应及时治疗，否则黑睛极可能留下永久性翳斑而影响视力。注意，患眼禁忌包扎，否则会加重病情。

治疗：主要依靠抗生素治疗。加用劆洗法放血及内服中药治疗，可减少抗生素的用量。当病情严重引起气滞血瘀时，如胞睑肿胀，上睑内重度充血，眼内疼痛异常，这时，眼球四周因炎症引起的病理反应必聚集大量血液，造成血络严重壅阻，类似形成一个坚固的堡垒，造成所使用的药物难以通过血络渗透到患处。这时，一定要采用劆洗法放血，才能使血络通畅，药物才能通过血络及时渗进患处，使病情得到缓解，否则，再增大抗生素用量也无济于事。

西医学中所使用的抗生素种类很多，首选药物是青霉素，或头孢类与喹诺酮类合用。绿脓杆菌感染，首选药物为多粘菌素 B。

中医学治疗：本病因风因热因火引起者较多，治疗仍以泻火清热解毒为主，严重患者尽量少用祛风药，仍以清热解毒汤加减；热重者可加生大黄、生石膏等。同样，本病应禁用或慎用香燥的祛风活血药，如川芎、羌活、独活、白芷、藁本、穿山甲、归尾、乳香、没药等。否则，会使眼球内疼痛加剧，造成角膜穿孔，眼内容物脱出，使眼球萎缩而失明，切记。

【验案 1】

张某，男，63 岁，江西省寻乌县罗塘公社山背大队农民。1979 年 8 月 3 日就诊。

主诉：左眼外伤后胀痛半月余。

病史：半个余月前上山劈柴时，左眼射进碎木块，顿时难以睁眼，疼痛难忍，当晚眼睛胀痛，白睛发红。在家曾用草药治疗数天，后去罗塘公社卫生院治疗，具体用药不详，病情不见好转。青霉素过敏史。经人介绍来余处求治。症见：患者身板硬朗，左眼胀痛难忍，上胞睑肿胀，畏光流泪，视力仅光感，白睛重度混合性充血，角膜正中偏七点钟处有一比黄豆略小的淡黄色溃疡面遮盖瞳孔，角膜浑浊，前房积脓 1mm 厚。三天未大便，口苦咽干。舌后根苔黄腻。症属凝脂翳兼黄液上冲（彩图 32），此乃眼病重症，如治疗不当有失明之虑。由于左眼先外伤，风邪热毒乘隙入侵，时值仲夏，野外作业被烈日暴晒致脏腑积热，肝胆火炽，热毒风邪相搏蕴成本病。

治法： 久病必致血瘀气滞，采用劆洗法放血促其明目退翳，左眼放血甚多，卅＋＋＋。

中药： 拟龙胆泻肝汤加减：龙胆草 10g，黄连 6g，黄芩 10g，栀子 10g，金银花 30g，连翘 10g，桔梗 10g，木通 8g，天花粉 12g，蒲公英 12g，生大黄 8g，甘草 10g，薄荷 8g。2 剂，每日 1 剂，饭后服。

西药： 本病乃细菌性感染，非用抗生素不可。盐酸四环素 0.5g，甲氧苄啶片 0.1g。每日 4 次，服 2 日，饭后服。

嘱戒辛辣酒浆等食品。

二诊： 1979 年 8 月 5 日。左眼前房积脓已退一半，约 0.5mm，凝脂翳见薄、减少，眼内胀痛，畏光流泪减轻，视力略增，大便见软。

由于上睑仍有肿胀且充血明显，用三棱针刺上睑内充血处（近内眦部），流瘀血甚多，再用劆洗法继续放血。总共放血 1mL 多，卅＋＋＋，外点自制目药散。由于患者年事已高，为避免克伐太过损伤脾胃，上方中药减生大黄至 3g，3 剂。西药同上，3 日量。

三诊： 1979 年 8 月 8 日。左眼前房积脓已消失，角膜翳斑已退一半多，其周围角膜已显透明，白睛充血已退但未尽，眼内疼痛、羞明、流泪继续好转，视力有增，左眼胞睑闭合自如，睁眼困难的感觉已消失。左眼继续劆洗放血较多，卅＋＋。上方中药去生大黄，西药同上各 3 日量。

后患者继续治疗 2 次，劆洗法及中药同上，西药减为日服

3次。总共治疗半个余月，直至角膜留下极淡的翳斑而告终。

【验案2】

吕某，男，31岁，下坝乡龙虾塘村农民。1995年9月18日就诊。

主诉：外伤后眼内疼痛流泪月余。

病史：患者于1个月前左眼被树枝击伤，致眼内疼痛流泪，自行采集草药煎汤熏洗、草药塞鼻等方法治疗未效。眼外伤后第2天曾服正宗老虎骨胶一块，4天后，角膜正中偏十点钟处起一绿豆大“白钉”（即淡白色翳斑），白睛发红，疼痛流泪加重，经人介绍去广东省平远县东石镇（距患者家十余公里路）一家私人诊所治疗，注射大量青霉素及中药十余剂，治疗十多天，效果不明显，症状反而加重，后再经人介绍求余诊治。症见：左眼角膜翳斑如黄豆大突起，中央有一棕褐色油菜种子大小的大蟹睛突起，角膜穿孔，虹膜脱出（彩图33），因翳斑遮盖，无法看清前房是否有积脓，上胞睑略肿胀，上睑内重度充血呈暗紫色（彩图24）（瘀血太多所致），眼内如针挑样刺痛，白睛混合性充血，视力仅存光感，病情严重，大有蟹睛破溃之危。

治疗：立即采用劆洗法放血治疗，洗去瘀血特多，卅卅（约1.5mL），下午再来用本法放血又特多，卅卅，由于曾服用老虎骨胶，内热火毒甚重，急投泻火解毒之品：黄连8g，黄芩10g，龙胆草10g，金银花20g，蒲公英20g，天花粉12g，枳壳10g，连翘10g，桔梗10g，生大黄12g，玄参10g，生石膏30g，甘草10g，夏枯草10g，2剂，上午、下午各服1剂。用月连水贴眼，待干后再贴。西药：吲哚美辛25mg，盐酸四环素0.5g，甲氧苄啶片0.1g，诺氟沙星0.2g/次。每日3次，饭后服。

二诊：1995年9月18日。左眼连续劆洗2次，上午、下午各1次。中药、西药同上。

三诊：1995年9月19日。左眼视力略有提高，光感明显，角膜翳斑纯白转为淡白，睛珠疼痛大减；大便未见溏薄，但矢气味极其恶臭。劆洗放血同前，上午、下午各1次，每次放血约1.5mm，卌。因服老虎骨胶所积热毒仍然严重，上方加玄明粉8g，日服2剂。西药同上。外加滴阿托品滴眼液，以扩大瞳孔，防虹膜粘连。

三诊：1995年9月20日。昨日两剂中药服后，泻下恶臭粪便甚多，睛珠疼痛减轻，视力有增，能模糊看清人影。因角膜翳斑有所减退，使突出的蟹睛暴露无遗，仍旧采用劆洗放血上、下午各1次，每次放血约1mm，卌 -。上方减大黄至10g，减玄明粉至6g，加金银花至30g，日服1剂。西药同上，日服3次。

四诊：1995年9月21日。左眼角膜翳斑又退一部分，突出的蟹睛较平复，可见角膜浑浊，左眼略能睁开，上胞睑内仍充血严重，但已显血红色，原暗紫色已退去。经阿托品扩瞳不甚理想，瞳孔散大不多，说明瞳孔与虹膜有部分粘连。

左眼劆洗放血1次，这次放血甚多，卅 + + +，说明热毒未净。中药同上，2剂，每日1剂。西药同上，2日量。

五诊：1995年9月23日。左眼角膜已较鲜明，未发现前房积脓，眼睛痛感已消失，白睛充血已退大部分，角膜上白色翳斑范围缩小，突起的蟹睛继续平复，视力有增，可辨清他人面部的耳目。大便溏。左眼放血较多，卅＋＋。中药上方去玄明粉，减大黄量至6g。因第二日患者准备返家，中西药只给1日量。

六诊： 1995 年 9 月 24 日。左眼角膜仍有浑浊，白色翳斑如绿豆大（由于细菌已侵入角膜深层，预后角膜将留下永久性翳斑），突起的蟹睛已平复，白睛仍有充血。现患者感到下腹略有疼痛。左眼劆洗放血中等，卅。上方中药去大黄，加虎杖 10g。

患者今日准备带药回家治疗，重新拟方，加活血之品：黄连 8g，黄芩 10g，龙胆草 8g，金银花 30g，蒲公英 20g，天花粉 12g，枳壳 10g，连翘 10g，桔梗 10g，赤芍 10g，玄参 10g，白芍 10g，甘草 10g，3 剂，每日 1 剂。

西药： 盐酸四环素 0.5g，甲氧苄啶片 0.1g，诺氟沙星 0.2g，维生素 $B_6$20mg。每日 3 次，连服 4 日，饭后服。

七诊： 1995 年 10 月 1 日。左眼视力有增，角膜偏 7～8 点钟处一白色绿豆大翳斑，白睛仍有充血。左眼放血略多，卅＋＋。中药照上方，3 剂。西药照上方，4 日量。

后追访： 患者左眼留下永久性角膜翳斑，影响视力。

按： 本案因服虎骨胶引起致肠胃积聚热毒甚重，而且持久难退。严重的内热火毒及气滞血瘀，引起内上睑呈暗紫色的案例实属罕见。治疗的关键是使用劆洗法放血以起到快速活血祛瘀，改善局部血液循环的作用。中药采用釜底抽薪法，特别是方中的大黄、玄明粉，大泻肠胃积热，有力挽狂澜之势。仅用三天，这只即将破溃失明的眼球转危为安，甚庆幸也！

【验案3】

邱某，男，23岁，民主乡坪斜村人。1993年8月3日就诊。

主诉：右眼外伤后疼痛半月余。

病史：半月前上山砍柴，右眼不慎被碎竹块击入，当时疼痛难忍，右眼一片黑暗，看不清东西。赶紧返家，找乡村医生治疗，后又自行采集草药熏洗、外贴患眼均无效。五六天后，去某医院住院治疗，每天使用大量青霉素治疗10余天，病情无法控制，继续恶化加重，出现胞睑肿胀，眼内疼痛难忍。因眼内已化脓，医生建议摘除眼球，以免感染左眼。患者恐惧，遂毅然要求出院。经人介绍找余诊治。

症见：患者右眼用半干湿手帕捂住，因眼内疼痛而轻微呻吟，上胞睑肿胀，白睛混合性充血，上睑内为暗红色（彩图24），气滞血瘀明显；角膜近九点钟处一小黄豆大淡白色翳斑覆盖，依稀可见前房积脓已近4mm，视力只有光感。患者及其家属恳求在保全眼球的基础上治好眼病。病菌已侵入角膜深层，随时有可能引起角膜穿孔而失明，即使治愈后也会遗留翳斑影响视力，与患者沟通病情，并要求患者与医者配合，忌食温热煎炒及酒浆辛辣食物，绝不能用湿手帕捂眼（因常用湿手帕捂眼，虽能暂时感到凉爽、疼痛减轻，但使湿淫入侵，最终加重气滞血瘀症状，使血络壅阻，导致大量药物无法通过血络渗透患处而影响疗效）。

治疗： 急用三棱针在内上睑处轻刺即出血，待流尽后再用劆洗法使其继续出血，总出血量超过 2mL，卅卅 +。患者顿感头目清爽，眼内疼痛有所减缓，患者面露喜色。

中药治疗以泻火解毒为主，用清热解毒汤加减：黄连 8g，龙胆草 10g，黄芩 10g，栀子 10g，生大黄 8g，连翘 10g，桔梗 10g，天花粉 15g，蒲公英 20g，金银花 30g，薄荷 10g，甘草 10g。1 剂，净水煎服，煎 3 汤，饭后服。

西药： 盐酸四环素片 0.5g，甲氧苄啶片 0.1g，诺氟沙星 0.2g。日 4 次，隔 4 小时服 1 次，饭后服。

二诊： 1993 年 8 月 4 日。右眼内疼痛减缓，光感明显，角膜翳斑有减少趋势，前房积脓减退且较清晰可见；大便略溏，但恶臭难闻。患者见病情有所好转，效不更方。治疗方法同上，劆洗放血仍特多，约 2mL，卅卅 +。中西药同上，各 1 日量。

三诊： 1993 年 8 月 5 日。右眼疼痛继续减缓，白睛充血减退，角膜翳斑减轻，前房积脓已退至 3mm 高。右眼劆洗放血甚多，卅 + + +。中西药同上，2 日量。

四诊： 1993 年 8 月 7 日。右眼疼痛继续缓解，上睑肿胀减轻，角膜翳斑继续减轻，前房积脓已退到 2.5mm。右眼劆洗放血较多，卅 + +。中药减大黄量至 3g，3 日量。西药同上，3 日量。

五诊： 1993 年 8 月 10 日。右眼疼痛基本缓解，偶尔间歇性疼痛，上睑肿胀已全消，角膜翳斑已退三分之一，前房积脓已退至约1.2mm高，白睛充血继续减轻，视力增加，能视左侧物件但较模糊。右眼劆洗放血较多，卅++。中西药同上次，3日量。

六诊：1993年8月13日。右眼前房积脓基本消失，角膜翳斑已退大半，但视物模糊，可见左侧物体较前清晰，白睛淡红，角膜周边血络仍未退尽。右眼劆洗放血较多，卅++。中药上方去大黄，加赤芍、虎杖各10g，3日量。西药同上，每日服3次，3日量。

七诊：1993年8月18日。右眼诸症状已缓解，角膜上留下淡白色翳斑，表面已显光滑。中西药同上，2日量。

本案保住了患者眼球，但留下了永久性角膜翳斑，影响视力，治疗总共花费时间半个月。

按：纵观以上3例验案，均是治疗不当引起严重的气滞血瘀案例。难以评估是单一西药或者中药起效，而是西药、中药、劆洗法三者功效完美结合的结果。

另外，需要提醒的是西药抗生素口服均有不同程度的胃肠副作用，如饱胀、胃痛、呕吐等。此外中药较寒凉，其中大黄多服也易引起肠胃道反应，故两者使用时要适度。应根据患者的体质、肠胃积热的程度，适当调整用药，既要治好病，又不影响肠胃功能，两者都要兼顾。

另注：在20世纪60～70年代，治疗角膜溃疡、前房积脓等疾病在县级医院均采用结膜下注射抗生素的方法。根据临床观察，这种疗法的抗菌效果可能不及全身用药，如肌注或静滴抗生素或口服抗生素。近代抗生素耐药性普遍存在，加上现代人生活水平的提高，使人体内热量增加，内热加重，在治疗细菌性感染时，必须加大抗生素用量才能见效。如果配合中医治疗，不仅可以减少抗生素的用量，更有利于患者的治疗。

二、病毒性角膜炎

西医学认为病毒性角膜炎（彩图30、彩图34～35）是角膜感染单纯疱疹性病毒引起，中医学称为聚星障，因黑睛上有多个细小淡白色星翳聚集在一起而得名。本病与感冒关系密切，大部分患者在发病前均有感冒史。单眼发病多见，少数可双眼同时或先后发病。

本病与细菌性角膜炎的区别在于：细菌性角膜炎在角膜上所起的翳斑为淡黄白色，四周边界较明显，呈块状，多数呈类圆形，使用抗生素治疗有效；病毒性角膜炎在角膜上所起的翳斑形状怪异，有如树枝状，有如云朵状，四周边界淡薄模糊，呈云雾状浑浊，使用抗生素治疗无效。

真菌性角膜炎、角膜基质炎等临床上罕见。余在临床中也很少见到病毒性角膜炎加重所引起的角膜深层溃疡、角膜穿孔、前房积脓等，故在此均不作介绍。

该病主要由感受风热邪毒上攻目系所致，如果里热积重，或肝经郁火，复受风邪，上攻于目，其发病更速，病情加重。本病初起时，角膜上骤起一个或多个淡白色点状翳斑，继而连结成类似树枝状或奇形怪状的云雾状浑浊，随着病情加重，其淡白色翳斑也逐渐增厚。临床上表现为眼内沙涩性疼痛，畏光流泪，视力明显下降，白睛充血，有的胞睑肿胀。随着病情发展，以上临床症状也随之加重，极可能引起角膜深层溃疡，角膜穿孔或继发虹膜睫状体炎引起前房积脓。

本病治疗以劆洗法结合中药治疗为主，用劆洗放血法对病毒感染的眼病治疗效果明显，不但可退红还可退翳。中药治疗如果里热重可先用清热解毒汤以泻火清热，待病情得到控制后再使用败毒散加减。败毒散方中羌活、独活、前胡祛风除湿退翳；柴胡升清阳助川芎活血退翳止痛；金银花、蒲公英、连翘清热解毒。如有余热较重者可加黄芩、黄连、山栀清热泻火，桔梗载药上浮为引，甘草调和诸药，各药合用相辅相成，以达到风祛热清翳退的目的。如翳斑难退，可减去黄芩、黄连、山栀等苦寒药，可加桃红四物汤，适当加重川芎量，通过活血化瘀以助退翳，且防上药过于香燥。清代黄耐庵所著《秘传眼科纂要》中所云："退翳之法……若单用清热以致热气全无，则翳不冰即凝则燥，虽有神药，不能去矣。"这是古人的治疗经验，有一定的道理，可以借鉴。如果发现前房积脓（中医学称黄液上冲）或角膜穿孔（中医学称蟹睛），应谨慎使用，因方中的川芎、独活等香燥活血药会加重病情导致失明，应以泻火解毒清热为主，可用清热解毒汤或泻肝汤加减。

本病劆洗放血后，仍要服适量的抗菌药以预防继发感染，也可增强中药的清热解毒作用。

【验案 1】

刘某，75 岁，下坝乡大成村人。2000 年 7 月 10 日就诊。

主诉：左眼疼痛。

病史：患者早在八年前左眼曾患过此病，当时曾多处治疗4个多月未效，遂找余诊治，诊断为病毒性角膜溃疡。采用劆洗法及中药治疗，完全治愈，角膜没有留下翳斑。此次患病因感冒二十多天后引发本病，求余诊治。症见：左眼角膜重度混浊，正中起绿豆大淡白色翳斑，略有隆起，表面呈光滑状，白睛充血，羞明流泪涩痛，上睑充血较明显，现诊断为病毒性角膜溃疡。体温37.4℃，脉弦略数84次/分钟。

治疗：患者年事已高，风邪未去，余热未清，拟人参败毒散加减：党参12g，羌活10g，独活10g，柴胡10g，前胡10g，桔梗10g，枳壳8g，川芎10g，龙胆草8g，黄芩10g，栀子10g，天花粉15g，甘草10g，金银花20g，生石膏30g。3剂，每日1剂，净水煎3汤，饭后服。

采用劆洗放血法，出血较多，卅++。

西药：吲哚美辛片25mg，依托红霉素片0.25g，甲氧苄啶片0.1g，维生素$B_6$20mg。日3次，2日量，饭后服。

外用药：阿昔洛韦眼药水1支，红霉素眼膏1支。

二诊：2000年7月17日。左眼角膜翳斑退去甚多，角膜浑浊减轻，已呈鲜明，视力大增。角膜正中仅留下油菜种子大小的淡白色翳斑，白睛充血已退。体温降至36.7℃。脉已趋缓。劆洗放血略多，卅+。上方药已中病，照上方，中药2剂，每日1剂。西药同前，2日量。

3个月后追访，左眼已恢复正常。

【验案2】

杨某，男，18岁，长汀县红山乡腊口村人。1993年8月4日就诊。

主诉：右眼浑浊20余天。

病史：20多天前，右眼角膜中央有淡白色翳斑，周围云雾状混浊，曾去红山乡卫生院治疗无效，转武平县某医院治疗多次。先用抗生素治疗无效后诊为病毒性感染，治疗效果也不理想，特转来求余诊治。症见：瞳孔药物性散大，眼内涩痛，羞明流泪，内上睑及白睛充血严重，前房无积脓，视力非常模糊，大便秘结10余天。

治疗：本病由于风邪热毒侵犯黑睛，加上肺肝之火内炽，以致风火热毒相搏上乘目系所致。治疗上应以泻火清热解毒为主，用清热解毒汤加减，加重大黄量：川黄连8g，龙胆草10g，黄芩10g，连翘10g，桔梗10g，牛蒡子10g，金银花20g，玄参15g，生地黄15g，天花粉15g，薄荷10g，酒大黄15g，生甘草10g。2剂，每日服1剂，净水煎3汤，饭后服。

用劆洗放血，右眼出血甚多，卅＋＋＋。

西药：吲哚美辛25mg，盐酸四环素0.25g，甲氧苄啶片0.1g。日服3次，饭后服，连服2日。

第二天再放血1次，结果放血多，卅＋＋＋。

二诊：1993年8月6日。连续劆洗放血2次，右眼角膜翳斑明显有退，已成淡白色如树枝状混浊，白睛充血好转，眼部疼痛减缓，大便已软。劆洗法放血较多，卅＋＋。中药改用败毒散加减：羌活 10g，柴胡 10g，前胡 10g，白芷 10g，当归 10g，生地黄 15g，酒大黄 6g，黄芩 10g，川黄连 8g，龙胆草 10g，桔梗 10g，连翘 10g，川芎 6g，金银花 20g，甘草 10g。2 剂，每日 1 剂，净水煎服。西药同上，继服 2 日。

三诊：1993 年 8 月 9 日。右眼白睛充血减轻，眼内疼痛已缓解，角膜云雾状混浊继续减退，角膜较鲜明，视力增加，内上睑仍充血。右眼劆洗放血较多，卅 + +。中药上方去大黄，加重川芎量至 8g，3 剂，每日 1 剂，饭后服。西药同上，2 日量。

四诊：1993 年 8 月 11 日。右眼角膜翳斑继续减退，在偏 12 点钟处翳斑较明显，眼内疼痛已完全消失，白睛充血未退尽。仍照上方治疗，劆洗放血中等，卅。中药以败毒散加减，减少苦寒药，增加活血祛瘀药：羌活 10g，独活 10g，柴胡 10g，枳壳 10g，前胡 10g，川芎 15g，甘草 10g，连翘 10g，当归 10g，生地黄 15g，赤芍 15g，红花 10g，桃仁 10g，川黄连 8g，金银花 30g。3 剂，每日 1 剂，2 日量，饭后服。

五诊：1993 年 8 月 25 日。右眼白睛仅留外眦部充血，视力增加，角膜上的翳斑在角膜 12 点钟处范围缩小，仍留下小部分，极薄呈云雾状。劆洗放血中等，卅。中药照上方，3 剂。西药同上方，2 日量，日服 3 次。

六诊：1993 年 10 月 2 日。时隔一个多月，右眼视力 1.0/5m，角膜仍留下极淡小面积翳斑，上睑充血已退。不采用劆洗法，只给上方中药 3 剂。

1993 年 12 月 1 日，患者来复查，右眼视力已基本恢复正常，角膜翳斑已消失，右眼视力为 1.2^{+1}。患者父亲特赠“妙手回春”锦旗一面，表示感谢！

按：清热解毒汤和败毒散均有抗病毒作用，用于治疗病毒性角膜炎，效果良好，不可小觑。如结合劆洗放血法，功效卓著。

第五节　巩膜疾患

巩膜属于白睛内层（表层为结膜），该部位发生的炎症称为巩膜炎。按发病部位不同分浅层巩膜炎和深层巩膜炎，浅层巩膜炎随着病情的发展可演变成深层巩膜炎，而深层巩膜炎又有前后之分。这里介绍的是前巩膜炎（彩图 15），中医学名称为火疳。

本病发病较急，可引起白睛充血，角膜四周出现铁锈色充血，在角膜缘附近，出现局限性隆起小结节，数毫米大小，眼内疼痛，眼球有压痛、羞明流泪，有的患者会出现视力下降。引起本病的原因主要有饮食不节、嗜食辛辣酒浆或感染风邪病毒引起湿热蕴蒸上乘目系，也有患者是被外界物体击伤眼球，风邪病毒乘虚而入，阻滞经络等。

中医学治疗以祛风除湿、降火清热为主，方用芩连败毒散加减。病情较重者也可用还阴救苦汤加减；如果上睑内充血较明显，有气滞血瘀者应加劆洗法放血。西医学认为本病与自身免疫反应有关，易引起过敏反应，加用西药皮质类激素疗效极好。各方合用方能快速治愈。

嗜酒、嗜辣、喜欢熬夜者及内热较重者容易复发。治疗不当或久拖不治，使病情加重，可演变为深层巩膜炎，即中医学中的白睛青蓝，但这种情况较少见。

【验案】

钟某，女，23 岁，城厢乡礤文村人。1990 年 7 月 10 日就诊。

主诉：右眼疼痛 7 天。

病史：患者 7 天前出现右眼疼痛不适，曾去村卫生所挂瓶静滴抗生素 2 天，未效。症见：右眼白睛充血，外眦部角膜缘的赤道线上有一隆起的小结节，暗红色，疼痛流泪且怕光，眼球有压痛，上睑充血，右侧轻微头痛，流涕。平时有吃辣椒史，今日求余诊治。诊断为火疳。

治疗：本病因感受风湿热邪引起，治疗应以祛风清热利湿为主。用羌活、独活、白芷各 10g 祛风湿，黄连 8g、栀子 10g、黄芩 10g 清热燥湿，金钱草 12g、木通 10g、滑石 20g 利水渗湿，金银花 20g、野菊花 15g 清热解毒，川芎 10g 行气活血止痛，桔梗 10g 引药上行，甘草 10g 和中。3 剂，每日 1 剂，净水煎服。

用劆洗法，右眼放血甚多，卅 + + +。

西药：吲哚美辛片 25mg，盐酸四环素 0.5g，泼尼松片 5mg。日 3 次，服 3 日，饭后服。

二诊：1990 年 7 月 18 日。患者来诉，服药第二天头痛睛疼已止，现右眼已恢复正常。

注：金钱草以有四棱、方茎、气香者为正品。

第六节　葡萄膜疾患

葡萄膜由虹膜、睫状体、脉络膜组成，三者之间相互连接，关系密切。当虹膜睫状体发生炎症时，往往累及脉络膜，继而影响视神经，若本病久拖未治或治疗不当，极易导致失明。

虹膜睫状体炎随着病情发展，易引起虹膜粘连，形成瞳孔缩小或变形，类似中医学之瞳神干缺或瞳神缩小（彩图 37）。

本病主要症状特点：①起病较急，患眼的眼球坠痛且压痛明显，甚至拒按，还会波及眼眶周围疼痛，有的甚至引起患眼侧偏头痛连及巅顶，夜间增剧。②羞明流泪，有的还会流涕水，认真查看，会发现角膜后有沉着物呈现云雾状或星点状混浊。③视力明显减退。④白睛混合性充血，上睑也会充血，但无眼眵。

由于本病发病急，疼痛难忍，患者求医心切，大部分病人都能得到及时治疗，导致失明的病例极少，除非辨证失误、治疗不当。

本病应与红眼病相鉴别。（表 4－1）

表 4-1　虹膜睫状体炎与红眼病鉴别表

病名	视力	疼痛	眵泪	白睛	黑睛	瞳神
虹膜睫状体炎	视力减退	眼球内疼痛连及眉棱骨痛，眼球有压痛	流泪如汤，无眵	抱轮红赤，混合性充血	透明，有时有星点状混浊	缩小或不规则，放大缩小失灵
红眼病	正常	异物感，痒痛并作	流热泪，眵泪胶粘，眵多	红赤	正常	正常

西医学认为，本病的发生与患者自身免疫反应有关，也可因外伤或细菌性感染及其他眼病，如角膜炎等继发引起。严重时会引起前房积脓。中医学认为，本病的发生是由于感受风湿热邪及患者自身肝胆火炽，风火湿相搏，上攻目系所致。

治疗应以祛风除湿、清泻肝胆实火为主，用败毒散合龙胆泻肝汤加减，也可用还阴救苦汤加减，但本方香燥药太多且功效繁杂，应去苍术、升麻、藁本、生地黄、知母、黄柏等。不能加生石膏，因生石膏有生津止渴润燥之功，会影响其他祛湿药的疗效。另外，应特别注意，当病情恶化致眼球变软、萎缩或前房积脓时，慎用或禁用祛风活血药，特别是川芎，应禁忌使用，这时所用方剂应改为泻肝汤加减。

如果上睑充血明显，气滞血瘀较重者，采用劆洗放血法，既可清热又可止痛，缓解病情。

本病应注意扩瞳，外滴1% ~2%阿托品扩瞳剂，避免虹膜粘连引起的瞳神缩小或干缺。西药应用抗菌药加皮质类激素药，如地塞米松，每次用0.75 ~1.5mg。如疼痛甚，可加非甾体抗炎药如吲哚美辛片，每次可用25mg。

本病以连续不间断治疗为好。在治疗达到临床治愈后，应嘱患者勿熬夜，严禁喝酒，忌食辛辣与煎炒油炸及其他温性动火食物。另外，野外作业者尽量避免在太阳底下暴晒，否则，极易复发。

【验案1】

邱某，男，24岁，务农，下坝乡鲁勉村人。2001年12月30日就诊。

主诉：右眼红痛连及头痛7天。

病史：7天前，患者出现右眼及上睑发红，睛珠内疼痛连及右侧头痛。某医院诊断为虹膜睫状体炎，在结膜上注射药物（注射药物不详）后，患者感觉疗效甚微。症见：右眼混合性充血，上睑充血，右眼球有压痛且明显，畏光略流泪，视物昏蒙，测视力0.25，瞳孔未显异常，虹膜见光伸缩自如。心情较烦，大便坚。此乃患者肝经实热火盛又夹湿邪，湿热双攻又遇风邪入侵，风火湿上扰目系所致。

治疗：应以祛风除湿清泻肝火为主。拟败毒散合龙胆泻肝汤加减：龙胆草8g，黄芩10g，生大黄8g，栀子10g，羌活10g，独活10g，前胡10g，川芎10g，枳壳8g，泽泻10g，木通10g，金银花20g，方茎金钱草15g，甘草10g。2剂，每日1

剂，净水煎服。

采用劆洗法放血甚多，卅＋＋＋。

西药：吲哚美辛25mg，红霉素肠溶片0.25g，诺氟沙星0.2g，泼尼松片5mg。每日3次，8次量，饭后服。

二诊：2002年1月3日。右眼白睛充血有退，畏光流泪好转，右眼睛痛及右侧头痛已瘥，右眼视力略增，测为0.3，大便已软。上方中的大黄减量为3g，2剂。西药中的泼尼松增加到7.5mg，8次量。右眼劆洗放血较多，卅＋＋。

三诊：2002年1月8日。右眼白睛充血已退尽，畏光流泪止，视力提高快，为0.6，右眼劆洗放血略多，卅＋。中药上方去大黄3g，加栀子10g。西药同上。

2002年1月25日患者来复查，右眼早已恢复正常。

【验案2】

钟某，女，43岁，东留乡龙溪村人，住县城西门女婿家。2007年1月20日就诊。

主诉：7天前感到睛痛流泪，后发现眼睛发红，疼痛不已连及头部，视物逐渐模糊。曾去村卫生室给口服药及眼药水无效。症见：左眼白睛重度混合性充血，角膜四周血络密布呈铁锈色，球结膜水肿，流泪如汤。眼球压痛明显、拒按，眼眶痛连及左侧太阳穴，左眼视力急速下降。颈项不适，患者因颈椎骨质增生使头部左右转动不灵。现测左眼视力为0.15，瞳孔未显异常，手电灯光下虹膜伸缩自如，虹膜未与晶状体粘连。上睑充血明显，尤以近内眦部充血甚。诊断为虹膜睫状体炎。

治疗：由于本病发病急，来势也较凶，立即采用劆洗法放血甚多，卅＋＋＋，洗后患者感到左眼较轻松，疼痛也有所减轻。

中药：患者本身肝胆火炽，恰受风热邪毒入侵，致左眼患病。拟除风祛湿清泻肝火之剂。龙胆草10g，黄芩10g，栀子10g，虎杖10g，白芷10g，独活10g，前胡10g，川芎10g，枳壳6g，泽泻10g，金钱草15g，金银花20g，甘草10g。3剂，每日1剂。

西药：吲哚美辛25mg，依托红霉素片0.25g，诺氟沙星胶囊0.2g，地塞米松1.125mg，维生素B_6 20mg。日服3次，共服3日，饭后服。外滴扩瞳剂1%～2%阿托品滴眼液，以防虹膜粘连，每日滴2次，滴2日。

二诊：2007年1月23日。左眼白睛充血已退七八成，球结膜水肿已消失，流泪好转，瞳孔药物性略散大，左侧太阳穴处疼痛已瘥，眼球仍压痛，视力有增，测左眼视力为0.3^{-1}。治疗仍采用劆洗放血，较多，卅＋＋。中西药同上，各3日量。为方便下次测视力，停用外滴扩瞳剂阿托品，改滴氧氟沙星滴眼液。

三诊：2007年1月26日。左眼白睛充血已退尽，只在晨起后略红，眼球压痛消失。晚上睡觉有时有间歇性头顶痛（可能与颈椎骨质增生有关），有时仍会流泪，视力有增，为0.6^{-1}。患者脉细缓，58次/分钟。上方中药去虎杖10g，3剂。西药上方去诺氟沙星，3日量。

四诊： 2007年1月29日。左眼白睛充血已完全退尽，眼球无压痛，头顶痛已消失，流泪极少，视力增为0.8，上方连服9天后，现胃部感到有饱胀感欲呕。采用劆洗法放血略多，卅+。中药改方为：龙胆草6g，黄芩10g，白术10g，半夏8g，白芷10g，独活10g，前胡10g，川芎10g，茯苓10g，泽泻10g，金银花20g，甘草10g，方茎金钱草15g。3剂。上方西药去依托红霉素片，处方为吲哚美辛25mg、诺氟沙星0.3g、地塞米松片1.125mg、维生素 B_6 20mg、西咪替丁0.2g。每日3次，服3日，饭后服。

半个月后，电话追访，患者左眼已恢复如初。

按： 以上两例治疗虹膜睫状体炎的案例从中医的角度辨证均以肝胆火盛及风邪湿毒入侵为主，综合治疗效果较好。方中的羌活（或白芷）、独活、前胡除风祛湿，川芎活血止痛，黄芩、龙胆草（或大黄）、山栀泻火燥湿，泽泻、金钱草（或木通、滑石）利水渗湿，金银花清热解毒，枳壳理气宽中，甘草和中、调和诸药。本方以祛湿为主，清热解毒为辅。但是，必须与西药肾上腺皮质类激素合用，此药祛风湿止痛功能超强，是任何中药组方都不能替代的。

注意： 长期使用激素有可能引起副作用，如诱发糖尿病、白内障、骨质疏松症、面部潮红，引起满月脸等。如果与中药合用，可以达到减少药量、缩短病程的效果，也可减缓激素的副作用。

虹膜睫状体炎病情严重者最好连续治疗，中途不可停顿，否则病情容易反复。本病与上节的巩膜炎病名虽异，其根同源，故辨证施治与本病基本相同。

第七节 青光眼

青光眼是西医学病名，中医学称本病为绿风内障。

本病是一种致盲率极高的常见眼病，以五十岁以上的中老年患者较多，尤以性情急、较暴躁、易发怒者易常见。长期熬夜，精神创伤引起失眠，过度劳累，过服温热食品是本病的主要诱发原因，男女都易患本病，女性多于男性。

本节所述的是原发性急性充血型青光眼，又称急性闭角型青光眼（彩图36）。西医学认为，本病是由房角关闭、房水受阻引起眼压升高所致，眼压升高至50～80mmHg，严重时超过100mmHg。本病最突出的特点是瞳孔散大，视力急骤下降，眼球胀痛较剧，甚至引发患眼同侧较剧的头痛，有的还出现恶心、呕吐、便秘等症状，指压眼球坚硬，角膜四周血络密布，球结膜混合性充血。由于本病来势极凶，几天之内视力急速下降致仅存光感，甚至完全失明，故本病治疗贵在早。另外，由于双眼脉络相连，故本病极易双眼患病，即患眼往往会危及另一只健眼。本病在临床上分先兆期、急性发作期、间歇期、慢性期、绝对期。

急性闭角型青光眼需与急性虹膜睫状体炎进行鉴别。（表4－2）

表4-2　急性闭角型青光眼与急性虹膜睫状体炎的鉴别

病名	症状	瞳孔	视力	球结膜	眼压
急性闭角型青光眼	眼球胀痛较剧，伴有较剧烈的头痛、恶心、呕吐、便秘，不流泪	散大	急骤减退	混合性充血	升高，眼球坚如石
急性虹膜睫状体炎	畏光流泪，眼球有压痛，伴有头痛、眼痛，但不剧烈	初期正常，严重时缩小或不规则	逐渐减退	睫状充血或混合充血	正常，恶化时眼球变软

西医学的治疗方法是在本病间歇期尽早进行激光虹膜切除术或常规周边虹膜切除术以避免急性发作，保持视力。

中医学认为，本病为肝胆风火上扰，劳神过度，内伤七情或过食辛热之品引发肝胆风火炽盛，造成气血失和，血瘀气滞，瞳神散大，眼球剧烈胀痛，甚至连及头部。治疗应以清泻肝胆之火及祛风燥湿止痛为主，用龙胆泻肝汤合败毒散加减组成青光眼汤极为合适。另外，采用劆洗法放血可加快结膜充血的减退速度，对缓解眼痛和提高视力有一定的帮助。瞳孔散大可用毒扁豆碱眼膏缩瞳，每日点1次，如瞳孔过度散大者每日点2次，每隔12小时点1次。在服用西药抗生素的同时加服降眼压的西药乙酰唑胺片0.25g，每日服1次。

新发急性闭角型青光眼患者经过中西药及结合劆洗法放血治疗，均能恢复大部分视力，甚至恢复到原有视力，但要遵守该病禁忌事项。因该病在喝酒及过食辛辣和温热食品及长期熬夜后极易复发，所以，对不遵医嘱、病情反复发作的患者在用中西医结合治疗使患眼视力恢复到最佳时，建议进行西医学的激光虹膜切除术使房水能畅通无阻，以保持患眼的最好视力，这是最明智的治疗选择。

【验案1】

王某，男，65岁，中山镇上岭村人，务农。2009年1月18日就诊。

主诉：左眼胀痛，视力下降5天。

病史：患者于5天前晚上玩六合彩，花了一百元未中标，心中焦虑不安、烦躁异常而彻夜未眠。第二天出现眼部不适，有胀痛感，左侧头痛不舒，随后视力下降明显，以为感冒，在乡村医生处拿了感冒药服用后不见好转，左眼内胀痛及左侧头痛加剧，遂求余诊治。症见：左眼视力为0.3，白睛充血明显，上睑充血较重，瞳孔中度散大，中医诊为绿风内障，西医学称为急性充血型青光眼。

治疗：应以清泻肝胆之火为主，祛风止痛为辅，拟龙胆泻肝汤合败毒散加减，两方合用相辅相成，相得益彰。处方为：龙胆草10g，黄芩10g，栀子10g，泽泻10g，木通8g，当归10g，生地黄15g，滑石20g，生大黄6g，白芷10g，独活10g，前胡10g，川芎10g，赤芍10g，甘草10g，忍冬藤20g，柴胡6g。3剂，每日1剂，煎3汤分3次服，1日服完。

左眼采用劆洗法放血较多，卅++。

西药：吲哚美辛25mg，红霉素肠溶片0.25g，诺氟沙星胶囊0.2g，维生素B_6 20mg。日3次，饭后服，连服3日。另乙酰唑胺片0.25g/次，每日服1次，连服3日，饭后服。外用毒扁豆碱眼膏缩瞳剂，每日点1次，连点3日。

注：通过劆洗法放血半小时后，左眼视力增加到0.6^{-1}，嘱患者禁忌酒浆辛辣温性食物。

2009年1月23日，电话追访。据患者云，头已不痛，眼部胀痛消失，白睛充血已退，视力较原来仍略昏蒙，病情已恢复80%。

二诊：2009年2月12日。距离上次治疗已有25天，经上次治疗1次效果明显，眼痛头痛已瘥，视力增加，白睛充血已退。现恰逢春节期间，喝酒及多食油炸煎炒物致病情复发，现左侧头部又轻微疼痛，左眼上睑略肿胀，白睛充血明显，瞳孔略散大，测左眼视力0.8。通过劆洗放血较多，卅++。中西药同上，3天量。缩瞳剂毒扁豆碱眼膏隔日点1次，连用6日。建议患者用完中西药后去正规大医院做激光虹膜切除术或常规周边虹膜切除术，可免除病情反复之虑，保持左眼的最高视力。后来患者因喝酒复发，最终以手术治疗，仅保存部分视力。

按：患者平时嗜酒如命，喜食油炸豆腐及煎炒鸡蛋下酒。中医学认为该患者由于性情急躁，导致肝胆积热，加之因六合彩未中标引起彻夜未眠，诱使肝火骤然上升，兼夹风邪乘虚而入，风热相搏引发本病。患者不能遵从医嘱而致病情复发，最终导致视力损伤，故应和患者做好沟通，告知可能存在的风险。若不能遵从，在治疗后应建议及时做西医手术以保全视力。

【验案2】

李某，女，73岁，农民，大禾乡人，住平川镇七坊村。2009年12月10日就诊。

主诉： 右眼胀痛，视力下降3天。

病史： 前日开始右眼胀痛难忍，昨晚连及右侧头痛欲呕吐，右眼视力急骤下降，视物模糊不清，查瞳孔轻度散大，呈淡绿色。昨天视力尚可看清一些大型物件，今日却暗蒙一片，视物不清。症见：测右眼视力仅有光感及眼前手动。白睛充血明显，粗大血络布满白睛。本病属中医学绿风内障，西医学称急性充血型青光眼，发病急，来势凶，两三天内就使患眼几乎完全失明。患者平时性子暴躁，稍有不顺心事则容易发怒，曾服大量红参、鹿茸温热之补品。

治疗： 患者性急且服用大量温热之品致肝火炽盛，加上外感风邪，风热相搏上攻目系所致，治疗要以清泻肝经实火、祛风除湿为主。拟龙胆泻肝汤合败毒散加减：龙胆草8g，黄芩10g，生大黄4g，山栀10g，白芷10g，独活10g，川芎10g，泽泻10g，当归10g，生地黄12g，赤芍10g，木通8g，甘草10g，柴胡6g，滑石20g，忍冬藤20g。2剂，每日1剂，净水煎服。

右眼采用劆洗法放血较多，卅＋＋，放血后点强力缩瞳剂毒扁豆碱眼膏，指压泪道口数分钟。

西药： 吲哚美辛25mg，依托红霉素片0.25g，诺氟沙星胶囊0.2g，维生素B_6 20mg，乙酰唑胺片0.08g。每日3次，饭后服，连服 2 日。毒扁豆碱眼膏点眼，给 3 次量，每晚点 1 次。

二诊：2009 年 12 月 13 日。右眼视力大增，测视力为 0.3，右眼胀痛，右侧头痛已瘥，欲呕现象已止；白睛充血已去十之八九，瞳孔仍略有散大，效不更方。劆洗法放血较多，卅 + +。中西药同上。

三诊：2009 年 12 月 17 日。右眼视力继续增加，测视力为 0.6，白睛充血已退净，眼部及右侧头部未见不适，但瞳孔比原先散大成中度散大，其因是上次的缩瞳药 3 次的量变成 2 次用完，且延后 1 天治疗。上药服后胃部纳呆，上方西药中去依托红霉素，每次加西咪替丁 0.2g；中药方中生大黄减量为 2g，余照上方。外用缩瞳剂照上方。右眼劆洗放血中等，卅。

四诊：2009 年 12 月 21 日，右眼视力增加到 0.8（注：其左眼视力为 1.0），瞳孔呈轻微散大，白睛轻微充血。右眼劆洗放血中等偏少，卅 -。中西药同上方，并建议患者待药服完去上级医院进行虹膜切除术。因年事已高，患者右眼未进行手术，五年后右眼视力正常，未复发。

按：以上两例验案均属急性充血型青光眼，本病致盲率极高，如果就诊稍晚，则较难恢复到现在视力。另外，以上两例气滞血瘀均较重，放血较多，放血后视力立即提升，说明劆洗法放血对恢复视力起到了一定的作用。本病贵在及早治疗，否则，拖延愈久则复明的希望愈小。

两例病案发病诱因不同，前者因赌六合彩输钱引起烦躁难寐，后者因过服温热之品，两者均为肝经实热上扰，病根同源，故治疗方法基本相同。其中祛风除湿之败毒散在止头痛眼痛症状中疗效颇好，而肝胆火炽用龙胆泻肝汤清泻肝火又非常适宜。方中龙胆草、黄芩、栀子清泻肝胆实火；生大黄强攻下行，能泻血分实热；泽泻、木通、滑石辅助上药清利湿热；火盛伤阴，加生地黄、当归，滋养阴血；白芷、独活、前胡、川芎祛风除湿止痛；赤芍、忍冬藤活血通络止痛；柴胡引上药入肝经，甘草和中解毒，诸药合用，自有相辅相成、相得益彰之妙。笔者曾单用本方治疗因青光眼引起的眼痛、头痛效果极好，但视力提高功效略逊。必须配合劆洗放血法加外用缩瞳剂点眼，多种方法配合使用，才能更好地提高视力。加服吲哚美辛只是为了加强止痛效果；使用抗生素一是为了防止劆洗法后继发感染其他疾病，二是清热解毒助退白睛充血，缓解症状，中西药结合才能达到满意的治疗效果。

第八节　眼底视网膜疾患

一、中心性浆液性视网膜病变

中心性浆液性视网膜病变类似中医学中的“视瞻昏渺”。检查眼部白睛、黑睛、瞳神均无异常，无痛无泪，但是视力减退，视物变形、变小、变远，视物模糊，或眼前出现如一元硬币大小的圆形暗影。多见于青壮年，偶见于60岁左右的老年人。一般为单眼发病，极少累及双眼。视力下降轻微者可不治而愈，但易复发。

本病的诱因多是过度劳累、精神过于紧张、睡眠不足、过量饮酒或过食辛辣温热之品，也有患者是因眼部外伤或因炎症消退后遗留气滞血瘀致视力减退。中医学认为本病的发生是血分实热、肝肾不足、精血亏耗或心脾两虚、气血不足致目失所养，也与情志不舒、气滞血瘀上泛目系有关。本病均有虚中夹实的现象，治疗时虚则补之，实则泻之，虚实兼顾。所用方为自拟的复明汤，方中生地黄、熟地黄、枸杞子、女贞子滋阴明目，补益肝肾；黄精补脾益气；黄芩、忍冬藤泻火清热；车前子利水渗湿；川芎、丹参活血祛瘀，血脉通调，脏腑之精华才能上输于目。肝火旺者可加龙胆草或黄连；血分实热重或过量饮酒者可适当加大黄 2～3g；睡眠欠佳者可加酸枣仁，加重龙胆草或黄连用量。如果采用劆洗法放血多者应去川芎，加赤芍；如果眼底出血或血灌瞳神者应去川芎，加白茅根；如果气血不足，可加党参、黄芪。总之，视病情加减，灵活运用。另外，风热或外伤虽愈仍气滞血瘀者，可用退赤散清余热，配合劆洗法放血，疏通脉络，清热明目，因肝气郁结致视力下降者（类似癔症），用逍遥散加减。

本病治疗必须采用劆洗法放血，是提高视力的关键，往往可取到立竿见影的效果。大部分病例第一次通过劆洗放血（不论出血多少）后 15 分钟左右再测视力，可比劆洗前的视力增加 0.1～0.2，这是不争的事实。因为劆洗法放血可以直接疏通血络通道，使脏腑之精能通畅输送于目。但是，本病发病时间越长，视网膜组织结构损伤程度越重，视力下降程度越多，治愈难度越大。

本病治疗禁忌很重要，特别是在治疗期间，应禁忌辛辣、温热煎炒食品及一切酒浆；注意休息，保证睡眠时间；保持心态平和，只有这样，视力恢复才能达到满意效果。本病治愈后极少复发，除非不忌口，生活无规律。

【验案 1】

张某，男，49 岁，农民，民主乡林榕村人。2009 年 6 月 30 日就诊。

主诉：左眼视力下降 3 个月余。

病史：3 个月前，患者出现视力下降。5 月初，曾去某医院治疗未效，后转到市级眼科医院治疗，经彩超诊断为中心浆液性视网膜病变，用激光及结合日本进口药（药物不详）和脑栓通等治疗。医院预期十多天后视力即可恢复，但月余后视力未见提高。患者遂求余诊治。去年患者去河北省打工，曾食许多猫肉。猫肉性温热，过服必引起血分实热，肝胆火旺，导致目系气滞血瘀。症见：左眼视力为 0.6，右眼视力为 1.5，上睑内结膜充血。

治疗：该病乃因患者平时肝肾不足、精血耗损，现又过服温热之品，使火上扰使精气不能上荣于目而致，治宜滋阴降火、补益肝肾之复明汤加减：龙胆草 6g，黄芩 10g，生大黄 3g，生地黄 12g，熟地黄 12g，制黄精 15g，女贞子 10g，枸杞子 10g，栀子 10g，泽泻 10g，枳壳 6g，忍冬藤 20g，甘草 10g，丹参 10g，川芎 6g。3 剂，每日 1 剂，待西药服完后再服中药。

左眼采用劆洗法放血多，卅 + + +，放血后 15 分钟视力增加到 0.8。

西药：红霉素肠溶片 0.25g，诺氟沙星胶囊 0.2g，TMP0.1g，维生素 B_6 20mg。共 8 次，日 3 次，饭后服。西药先服，外点氯霉素滴眼液、红霉素眼膏。患者热重，要加重防感染药用量。

二诊：2009 年 7 月 8 日。左眼视力增加到 1.0，上方服后胃部不适，左眼劆洗放血较多，卅 + +。上方中药去生大黄，3 剂。西药改为西咪替丁 0.2g，依托红霉素片 0.25g，诺氟沙星胶囊 0.2g，维生素 B_6 20mg。日 3 次，连服 3 日。饭后服，先服西药，然后再服中药。

三诊：2009 年 7 月 20 日。左眼视力增加到 1.2，内上睑仍充血较明显，劆洗法放血仍较多，卅 + +。中西药照上方。

2009 年 8 月 15 日，患者复测左眼视力为 1.5，停药。

【验案 2】

钟某，男，70 岁，大禾乡贤坑村人。2011 年 11 月 14 日就诊。

主诉：外伤后左眼视力下降 3 个月余。

病史：3 个月前患者在砍树时左眼被树枝碎块击伤，引起白睛发红、疼痛。经滴眼药水，疼痛及白睛发红消失。未予重视，后来才发现视力逐渐下降，至今已有 3 个多月。平时嗜酒，每日喝 2 次。测左眼视力 0.3，右眼视力 1.0。

治疗：患者因左眼外伤引起气滞血瘀导致视力下降，加之在当时仍饮酒不断，使病情逐渐加重。酒乃辛温之品，久服必导致内热壅盛。因为患者年已古稀，肝肾虚弱，精血亏耗，故本病呈现虚中夹实的表现，治疗应以补益肝肾、补脾益气、清泻内热、活血化瘀为法。拟复明汤加减：生地黄 10g，熟地黄 10g，黄精 15g，枸杞子 10g，女贞子 10g，龙胆草 6g，黄芩 10g，虎杖 10g，生大黄 2g，野菊花 15g，金银花 15g，川芎 6g，丹参 10g，甘草 10g。3 剂，每日服 1 剂。

左眼采用劆洗法放血中等，卅。放血后 15 分钟，再测视力急增至 0.8。

西药：吲哚美辛 12.5mg，红霉素肠溶片 0.25g，诺氟沙星胶囊 0.2g，维生素 B_6 20mg。共 8 次，每日服 3 次，连服 2.5 天。饭后服，先服西药，服完后再服中药，每日 1 剂，嘱患者服药期间戒酒、忌食辛热品。

患者因戒酒难耐，未按时复诊。11 月 28 日测左眼视力为 0.6^{+2}，2012 年 1 月 28 日复测左眼视力为 1.0，已恢复原来视力。

注：本病例所以记载在此，是因劆洗放血后 15 分钟视力急增 0.5，是特例，一般只增加 0.1 ~ 0.2。患者后来未戒酒，照样每日两餐酒，视力仍继续提高，只治疗 1 次即恢复原来视力，这主要归功于劆洗放血法。

【验案 3】

李某，男，42 岁，平川镇红东村人。1998 年 11 月 19 日就诊。

主诉：双眼视物昏蒙十余天。

病史：半月前患者曾经头痛，五天后患者视力逐渐下降，曾去县某医院治疗。拟用654－2、肌苷、胞磷胆碱等收效甚微，遂求治于余。症见：双眼外观未见异常，测左眼视力为0.4，右眼视力0.4，左侧仍然头痛，脉弦略浮，重按有力。

治疗：此例患者内热火盛，又受风邪入侵，风热上炎冲于巅顶，使气血逆乱，血瘀气滞故为头痛，目不能视。治宜降血平脑汤加减：以牛膝、龙骨、牡蛎、代赭石、生石膏引血下行；龙胆草、黄芩泻火清热；白芷、川芎祛风止痛；热必伤阴，枸杞子、生地黄、玄参、天花粉滋阴生津以明目，热清火降诸症自息。拟方：牛膝20g，龙骨20g，牡蛎20g，代赭石20g，生石膏30g，白芷10g，川芎8g，龙胆草10g，黄芩10g，生地黄20g，枸杞子10g，玄参10g，天花粉10g，甘草8g。3剂，每日1剂，净水煎服，饭后服。

采用劆洗法放血，双眼出血中等，卅。

西药：红霉素肠溶片0.25g，甲氧苄啶片0.1g，吲哚美辛片25mg。每日3次，连服3日，饭后服。外点氯霉素眼药水，每日点6次，红霉素眼膏临睡前点。

二诊：1998年11月23日。据患者云，上药服后头痛已瘥，洗眼后第二天视力好转，视物较清晰。但后来双眼视力逐渐下降，心中着慌，急忙去县某医院找医生咨询，医生建议患者去厦门某眼科医院治疗。返家后，患者静心思量，上次治疗服用中药头痛已止，且出现过视力增加的现象，说明有效，故不愿再去厦门，相信余的医术，继续求余诊治。笔者仔细询问患者，发现上次劆洗法后，因抗生素药量不够，致双眼眵特多粘睫，眼内有烧灼痛感，结果患者反复多次用冷水洗眼及湿毛巾拭眼，当时感到眼部舒服凉快，殊不知这样做会引起湿淫入侵眼中，致白睛充血，造成血瘀气滞使视力下降。嘱其注意眼部卫生，切忌用湿毛巾拭眼及冷水洗眼，并嘱患者禁忌辛辣酒浆。现测视力，双眼均下降到 0. 15。急采用劆洗法放血。结果双眼放血甚多，卅 + + +，右眼卅卅 -，洗眼放血后 15 分钟，重测视力，双眼视力均已增加到 0. 4。

中药改为清热解毒汤加减：川黄连 8g，黄芩 10g，栀子 10g，天花粉 12g，连翘 10g，桔梗 10g，木通 10g，白芷 10g，甘草 10g，金银花 15g，野菊花 10g，赤芍 10g。3 剂，净水煎服，每日 1 剂，每剂煎 3 汤，饭后服。

西药：吲哚美辛 25mg，红霉素肠溶片 0. 25g，甲氧苄啶片 0. 1g，诺氟沙星胶囊 0. 2g。每日 3 次，连服 3 日。饭后服，西药服后隔半小时或一小时服中药。

三诊：1998 年 11 月 26 日。双眼视力分别提高到 0. 5，双眼仍然采用劆洗法放血，出血甚多，左眼卅卅 -，右眼卅卅 -。效不更方，中西药同上。

四诊：1998 年 12 月 8 日。双眼视力均已提高到 0.8^{+}。患者面带笑容，满心欢喜。双眼放血仍多，卅 + + +。中西药继续同上方。

1999 年元旦，患者复查视力，双眼视力均达到 1.5^{-}，患者对笔者十分感谢。

按：从以上三例验案可以看出，劆洗法放血可以改善眼底视网膜的血液循环，对提高视力起到重要作用。临床中发现，本病因拖延日久或治疗不得法，使患病时间超过 2 年以上者恢复视力较为困难。发病时间越长，治愈的难度越大，“眼病贵在早治”就是这个道理。

二、视网膜中央静脉阻塞

西医学认为视网膜中央静脉阻塞是因全身性疾病如高血压、动脉粥样硬化、糖尿病等使血管内壁增厚、粗糙，导致血流减缓或瘀滞形成血栓阻塞血管或因其他原因引起血液浓度高，或因血压过低，引起血液流动缓慢而引起血栓使视力突然减退。中医学称本病为暴盲，因恣食肥甘、辛辣，嗜好酒浆，或因肝风内动、阴虚阳亢致热邪内炽，造成气滞血瘀、眼部血络阻塞使精气无法上运于目而引发。如果中央静脉支干阻塞较轻、存在 0.1 以上视力者较易治疗；如果中央静脉主干阻塞病情较重、视力仅存光感或只见手动，则恢复视力不易；如果光感全无，即为视网膜中央动脉阻塞，无复明的希望，不属此处讨论范围。临床以过量饮酒或过食温热之品引起本病者为多，中老年人易患本病。

中医治疗对肝肾虚弱者可用复明汤加减，热重者加龙胆草、黄连、大黄；如有眼底出血者可去川芎，加赤芍；气血虚弱可加人参、黄芪。如果因肝阳上亢引起头痛目眩者可用降血平脑汤加大黄。劆洗法放血治疗本病疗效好，可以直接改善眼底血液循环，劆洗后一定要加服抗生素药，预防细菌性感染，又可协助中药清热泻火。

【验案】

彭某，男，53岁，下坝乡人，住县城联发花园。2007年8月16日就诊。

主诉：右眼视力急骤下降20余天。

病史：患者近二十余天前连喝三场酒，之后出现视力急剧下降。曾去某医院治疗，给血栓通及维生素E等药未见效果。后去龙岩市某医院诊断为视网膜中央分支静脉阻塞，给药治疗（药物不详）仍然疗效甚微，最后求治于余。仔细询问患者得知，平时嗜酒如命。症见：现测右眼视力为0.2。

中药：该患者因喝酒过量引起视网膜毛细静脉血管阻塞。根据中医理论，患者过服辛温酒浆，引起气血妄乱，使血络瘀滞不能运精于目，加上患者已年过半百，肝肾已虚，治宜滋肝益肾之复明汤加减。龙胆草6g，黄芩10g，生地黄10g，熟地黄10g，制黄精15g，枸杞子10g，女贞子10g，丹参10g，赤芍10g，生大黄3g，茵陈10g，忍冬藤20g。3剂，每日1剂，净水煎服。另外，右眼采用劆洗法放血略多，卅+。

西药：甲氧苄啶片0.1g，红霉素肠溶片0.25g，诺氟沙星胶囊0.2g，维生素B_6 20mg。共服8次，每日3次，饭后服。

先服西药，两天半后，再服中药，每剂炖3汤，饭后服。嘱患者应严戒酒浆及辛辣煎炒油炸之物。

二诊：2007年8月22日。右眼视力提高到0.4，患者自我感觉右眼视物较以前清晰。上药服后大便溏，上方去大黄。右眼上睑较充血，仍采用劆洗法放血较多，卅++。西药同上。

三诊：2007 年 8 月 29 日。右眼视力提高到 0.5，这次视力提高较慢。据患者云，前几天因过七月节，吃鸡肉较多，甚至喝了少量酒。鸡肉性温，故影响疗效。右眼劆洗放血中等，卅。中西药同上。

四诊：2007 年 9 月 6 日。右眼视力提高到 0.8，右眼劆洗法放血略多，卅 + 。中西药照上方继续服用。

2007 年 10 月 1 日。患者复来测视力，右眼为 1.2，已恢复到原来视力，测左眼视力 1.2，双眼视力相同。

三、视网膜黄斑区出血

视网膜黄斑区出血仍属于上节论述过的视网膜中央静脉阻塞范畴，与脑血管堵塞一样，分为毛细血管破裂出血和毛细血管阻塞两种。本节论述的是前者，其发病原因及其症状上节已有叙述，治疗方法也基本相同，只是在本病初期尽量少用或不用香燥的活血药，如川芎、独活等，以防再度出血，加重病情。

【验案】

王某，女，32 岁，住县城西门，2012 年 1 月 8 日就诊。

主诉：左眼视力明显下降 1 周。

病史：一周前曾喝酒，第二天即感到左眼视物模糊，后去某医院住院治疗，每天挂瓶静滴治疗（药物不详），六天后发现左眼视力未见提高，反而略有下降，医院医生要求患者去厦门某眼科医院做进一步诊断。患者去厦门该院进行拍片造影，最后诊断为特发性眼底视网膜黄斑区出血，建议患者服云南白药，效欠佳。患者出院后，经人介绍求余治疗。症见：左眼视物左右视野相差较大，只能看见偏右的一半，即偏向内眦视物较清晰，偏向外眦视物模糊，测左眼视力，要偏向内眦方向才能看清视力表为 0.3^{-1}。

中药：本患者平素内有积热，加上喝酒，如火上浇油，逼血妄行。治疗宜清热泻火，使热下行、引血归经；滋补肝肾，使精气上运于目；结合劆洗法放血，可以祛瘀去滞，使血络通畅。拟方：龙胆草6g，黄芩10g，生大黄3g，生地黄10g，熟地黄10g，制黄精15g，枸杞子10g，女贞子10g，丹参10g，赤芍10g，白茅根10g，金银花10g，野菊花20g，甘草10g。3剂，净水炖服，每日1剂，每剂炖3汤。

左眼劆洗法放血多，卅+++。

西药：红霉素肠溶片0.25g，诺氟沙星胶囊0.2g，维生素 B_6 20mg。每日3次，连服2天，饭后服。

注意：先服西药2天后再服中药。左眼劆洗后15分钟测视力，增为0.4。

二诊：2013年1月13日。测左眼视力提高到0.6（右眼视力为1.2）。现视物偏向外眦较清晰，与往内眦视物相差大有改善，效不更方。左眼劆洗法放血仍较多，卅++。中西药同上方，服法同上。

三诊：2013年1月21日。左眼视力提高到0.8，左眼视物偏向外眦仍略显昏蒙。左眼劆洗法放血较多，卅++。中西药同上方，服法同上。

四诊：2013 年 2 月 6 日。测左眼视力提高到 1.0，左眼偏向外眦视物昏蒙已消失，与朝内眦视物已无差异。左眼劆洗放血仍较多，卅 + +。中药上方的生大黄去掉，余同上，服法同上。

按：眼底视网膜黄斑出血与上节视网膜中央静脉分支阻塞属同一类型。上例视网膜中央静脉分支阻塞时，常在阻塞的远端静脉怒张处出血，同是眼底出血，故治疗方法基本相同。本病如果出现视力下降在 0.1 以上且病程时间较短者，提高视力甚至恢复原来视力的希望极大；如果视力仅存光感或眼前手动，恢复原来视力的可能性极小。

四、视神经炎

视神经炎分为两种，即视盘炎和球后视神经炎。本节所讨论的是前者视盘炎。西医学认为本病是全身性疾病如肺炎、败血症等或感染病毒性疾病如流行性感冒、麻疹、腮腺炎等疾病，其毒素进入血液循环而累及视神经引起。本病起病较急，视力减退急骤。一般单眼发病，也有双眼发病，绝大部分会出现眼球微压痛或眼球转动时痛，甚至引起患眼侧头痛，严重者会引起瞳孔散大，眼部其他部位外观无异常。西医治疗可用皮质类激素、抗生素及血管扩张剂等。

中医学把本病归类于暴盲，因恣酒嗜辛辣、内热蕴蒸或感受风邪，内传经络，风又化热引起风热相搏，造成血络瘀滞，脏腑之精传送目系受阻所致。治疗应以祛风通络止痛、清热泻火解毒为主，用败毒散合龙胆泻肝汤加减。热重者可加生大黄，结合劆洗法放血可以使眼区血络通畅，使目得到脏腑之精的滋养而视物明亮。

【验案】

谢某，女，35 岁，住县城河东新村。2002 年 6 月 19 日就诊。

主诉：双眼视力急骤下降 6 天。

病史：6 天前出现视力急骤下降。曾去某医院治疗未效，现测左眼视力 0.25，右眼视力 0.15。左侧头痛连及颈项痛，左眼眼球略有压痛，右眼眼球压痛不明显，双眼查外观无异常。白睛不充血、不流泪、无异物感。近日干呕。症见：体温 37.7℃，脉略弦细数，80 次/分钟。由于条件所限，未作眼底探查，根据临床经验诊断为视神经乳头炎。

治疗：中医认为该病因感受风邪，内有湿热蕴蒸，上犯目系及巅顶，邪阻清窍引起，故头痛且殃及眼球有压痛；风邪湿浊扰动胃腑，使浊气上逆欲呕；肝、肺、三焦三经热重火旺，耗伤阴血，风湿热三邪上扰致使血络瘀滞，脏腑之精气无法上扬，累及双眼视物模糊不清。治疗拟用败毒散合龙胆泻肝汤加减：羌活 10g，独活 10g，前胡 10g，川芎 10g，龙胆草 6g，黄芩 10g，山栀 10g，半夏 8g，枳壳 8g，甘草 10g，当归 10g，泽泻 10g，木通 10g，金银花 15g，野菊花 15g。2 剂，净水炖服，每日 1 剂，每剂炖 3 汤。方中羌活、独活、前胡散风祛湿；川芎引药入巅顶止痛；龙胆草泻肝火；黄芩泻肺火；山栀清三焦之热；金银花、野菊花清热解毒；当归滋阴养血；半夏、枳壳、甘草健脾和中止呕；泽泻、木通淡渗利水引热下行，诸药合用以奏厥功。

结合劆洗法双眼放血中等，左眼卅，右眼卅。

西药：吲哚美辛 25mg，红霉素肠溶片 0.25g，泼尼松片 5mg，诺氟沙星胶囊 0.2g，维生素 B_6 20mg。共服 8 次，每日 3 次，连服 2.5 天，饭后服。

二诊：2002 年 6 月 22 日。双眼视力有提高，查左眼为 0.4，右眼为 0.25；欲呕感已止；左眼球压痛消失；后颈直通巅顶仍痛，但有好转。体温 37.3℃。效不更方，中西药同上。继续采用劆洗法放血，双眼放血略多，左眼卅 +，右眼卅 +。

三诊：2002 年 6 月 27 日。双眼视力继续提高，测左眼为 0.6，右眼为 0.6。头痛继续缓解，但颈后直通巅顶仍偶尔痛。双眼仍采用劆洗放血法，左眼放血较多，卅 + +，右眼放血略多，卅 +。中西药同上。

四诊：2002 年 7 月 3 日。双眼视力又有提高，测视力，左眼为 0.8，右眼为 0.8^{-1}。颈后仍时有不适，偶尔有痛。双眼同样采用劆洗放血法，各出血中等，卅。

五诊：2002 年 7 月 11 日。双眼视力有提高，左眼为 1.0^{-1}，右眼为 1.0，体温 36.8℃。上药服后胃中有饱胀感，颈后偶尔有不适感。上方中药同上，西药红霉素肠溶片改为依托红霉素片，余同上方。双眼劆洗法放血中等，左眼卅，右眼卅。

六诊：2002 年 7 月 25 日。双眼视力有提高，测左眼为

1.2^{-1}，右眼1.2，劆洗法双眼放血略多，左眼卅+，右眼卅+。效不更方，中西药同7月11日方。

2002年8月15日，患者告知，双眼视力已完全恢复。

按：本案自始至终采用泻火清热、除风祛湿为主治疗，终于使视力恢复原样。本例属病毒性感染，中药抗感冒病毒效果很好，另外，本病应结合肾上腺皮质激素，以增强疗效。

五、视网膜脱离

视网膜脱离分原发性和继发性两种类型。这里讨论的是原发性视网膜脱离。本病中医归类为暴盲，致盲率极高，属眼病中的奇难杂症。高度近视者和外伤易发生本病。高度近视者在某些因素作用下易造成视网膜及玻璃体变性，当玻璃体变形液化时，液化的玻璃体乘裂孔进入视网膜内层与色素膜上皮层之间时，则形成视网膜脱离。

本病初期会引起飞蚊症，眼前似有蚊虫飞舞，或者眼前突然出现闪光。部分患者视网膜脱离时会出现视野缺损，表现为视网膜脱离部位对应区出现视野遮挡，产生一片黑暗区，视力明显减退。如视网膜全部脱离，则视物一片黑暗，视力全无，在此时治愈的希望较小。西医学治疗本病采用激光或手术治疗。尽量要求患者卧床休息，这只是辅助治疗。本病初期，视网膜脱离面积较小者，使用中医治疗有一定的疗效。

中医学认为，本病是用心罔极，气血亏耗，血络阻滞，使脏腑之精华不能上荣于目所致。治疗必须补益中气，升阳举陷，用补中益气汤加减，重用参芪；或补气益血，用人参养荣汤加减，使气充血盈。结合劆洗法放血，疏通血络，使脏腑之精能顺畅地上输于目。

【验案1】

张某，19岁，某中学高三学生。1997年11月20日就诊。

主诉：右眼视力突降，眼前飞蚊感，视野缩小，偏鼻侧方向视物模糊1周余。

病史：患者由于高三课业紧张，思想压力较大且长时间熬夜观看足球赛。1周前患者突然出现右眼视力下降，眼前飞蚊感，视野缩小，偏鼻方向视物模糊。曾去某医院治疗，查右眼眼底，“颞侧上半部呈青灰色”，诊断为视网膜脱离。给药治疗后罔效，建议患者去上级医院治疗。患者由于经济困难，加上高三毕业班课程紧张，无法外出医治，遂求余诊治。症见：脉弦数，84次/分钟，测右眼视力0.1，双眼近视450度。内上睑充血，且胃中不和，经常反胃呕吐。舌质红。

治疗：本病因劳神过度，精血亏耗，加上长期熬夜，虚火上浮，致眼部血瘀气滞。嘱患者杜绝看电视，注重卧床休息，适当增加营养。拟调补气血、滋阴降火之剂，以补中益气汤合复明汤加减：党参20g，黄芪30g，当归10g，白术10g，升麻6g，生地黄15g，熟地黄15g，制黄精15g，赤芍10g，白芍10g，丹参10g，陈皮8g，制半夏8g，黄芩10g，龙胆草6g，甘草8g。3剂，每日1剂，净水炖服。上方中党参、黄芪、制黄精益气升阳；白术、陈皮健脾燥湿；制半夏降逆止呕；当归、生地黄、熟地黄、赤芍、白芍养血和肝；黄芩、龙胆草清热降火；丹参活血祛瘀；升麻引药上浮；甘草调和中焦，诸药配合使气盈血旺，火降热清，脉络通调。

劆洗法放血，右眼出血略多，卅+。

西药：吲哚美辛12.5mg，红霉素肠溶片0.25g，诺氟沙星胶囊0.2g，维生素B_6 20mg。每日3次，连服2日。饭后服，先服西药，服完后再服中药。

二诊：1997年11月25日。右眼视力提高到0.15^{+1}，右眼仍有蚊虫飞舞感，但有间隔，不会连续出现，反胃呕吐已止。患者云，近几日营养增加，不看电视，并注重眼部休息，增加睡眠时间，对病情的好转起到一定作用。上方中药去半夏，余中西药同上方，先服西药再服中药。右眼采用劆洗法放血较多，卅++。

三诊：1997年12月1日。右眼视力提高到0.25，蚊虫飞舞感基本消失，只是偶尔发生，偏鼻侧方向视物较清晰。脉沉细弱，78次/分钟。上睑充血明显，与患者常用冷水洗眼造成湿淫外侵所致，嘱患者应禁忌。右眼劆洗法放血多，卅+++。中西药同上方，服法仍先服西药后再服中药。

四诊：1997年12月6日，右眼视力提高到0.3，蚊虫飞舞感只有摘下眼镜时偶有发生，往鼻侧方向视物更加清晰。劆洗法放血略多，卅+。中西药同上方，服法同上。

五诊：1997年12月11日。右眼视力未增加反而下降到0.25^{-1}，久视后会出现蚊虫飞舞感，与患者不听劝告熬夜看电视足球赛致眼部没充分休息有关。嘱患者要绝对禁忌，尽量争取眼部休息。治疗方法同上。

六诊：1997年12月16日。右眼视力又增加到0.3^{+1}，右眼蚊虫飞舞感已完全消失，偏鼻侧视物模糊仍时有发生。从症状好转情况来看，右眼视力已接近病前水平，说明脱离的视网膜已基本愈合。为巩固疗效，仍照上方治疗1次。

注：本案患者现已是一名中学教师，十余年来，右眼未见复发。

【验案2】

王某，女，62岁，中山乡龙济村人。2010年4月26日就诊。

主诉：感冒后右眼视力昏蒙。

病史：据患者云，最初因头晕昏，曾去当地卫生院治疗，给治疗感冒的中药两剂，服后致右眼视力昏蒙，即去本县某医院五官科诊治，当时测视力右眼为0.15（病历记载），诊断为黄斑病变。给服胞磷胆碱胶囊及复方血栓通胶囊，致右眼视力急骤下降，于昨日去某医院复查，测右眼视力为一尺指数，诊断为眼底视网膜脱离，不敢用药，建议患者去上级医院做手术治疗。患者因经济困难不愿去外地治疗而求余诊治。症见：头部仍然晕昏，右眼正前方视力只有眼前手动，往右偏耳侧视力只有一尺指数，往鼻侧视力只有眼前手动，估计右眼底视网膜近外眦及中央已脱离，右眼上内睑较充血，余外观右眼未见异常。脉沉细弱，72次/分钟。

治疗：患者因气血虚弱致脑失所养，精亏则髓海不足，均易导致头脑晕昏，又误服尅伐之剂而致目失所养。拟补气养血之人参养荣汤合复明汤加减：红参须 8g，炙黄芪 20g，当归 10g，熟地黄 15g，制黄精 15g，白术 10g，茯苓 10g，白芍 10g，女贞子 10g，枸杞子 10g，远志 8g，北五味子 10g，黄芩 10g，甘草 10g。三剂，每日 1 剂。

结合劆洗法放血较多，卅 + + 。

西药：依托红霉素片 0.25g，甲氧苄啶片 0.1g，维生素 B_6 20mg/次，每日 3 次，连服 2 日，西药服完后再服中药。

二诊：2010 年 5 月 1 日。右眼视力有增，偏向右耳侧视力为 2 尺指数，往前正视及偏向鼻侧视力为眼前 3 寸指数。头部晕昏好转，脉仍细弱，上睑仍充血。药已中病，效不更方，中西药同上方。右眼劆洗法放血较多，卅 + + 。先服西药，完后再服中药。

三诊：2010 年 5 月 9 日。右眼视力继续好转，正中及偏向鼻侧视力为 2 尺指数，向右侧外眦方向偏视为 5 尺指数。头部晕昏已瘥，饭量大增，脉沉略弦，78 次/分钟。效不更方，治法及中西药同上方。

患者由于年过花甲，病情又极严重，视力下降至眼前手动，故治疗后恢复视力较慢，加上患者家境不宽裕，头晕昏已愈，左眼视力尚好，在三诊后未继续治疗，因此，后续情况不详。

按：本案由于患者头部晕昏误诊为感冒，结果致右眼视力下降，后又误诊为黄斑变性，所用药物为血栓通之类的尅伐之品，一误再误，最后导致视网膜脱离，本案虽只治到半途，未获痊愈，但本案因发病原因特殊，特摘录在此，以取前车之鉴。

六、视网膜黄斑盘状变性

视网膜黄斑盘状变性属老年性疾病，50 岁以上的人易患，单眼或双眼均可发生，本病原因不详，部分患者有家族史和遗传史，可能与老年动脉硬化引起黄斑区退行性改变，或炎症、外伤、出血等因素继发改变有一定的关系。临床主要表现为视物变形，视力逐渐下降，最终导致失明。本病病程分为三期，即盘状前期、盘状期、瘢痕期。西医学认为，目前尚缺乏有效方法，扩张血管结合营养品为主，但疗效不确切。中医药治疗采用劆洗法放血，对发病时间在半年以内的患者，可以提高视力。如果发病时间过长，黄斑损害大，则恢复初视力有一定困难，特别是对有家族史和遗传史的患者。总之，本病初病易治，久病难疗。

本病的发生，中医学认为与气血虚弱，肾元不足，精血亏耗致脉络阻滞，使目不能视有关。治疗应着重补气益血，可用复明汤加参芪或人参养荣汤加减，但仍需要结合劆洗法放血，使眼底的血液循环得到改善，血脉通调才能使脏腑之精顺利输向目系。

【验案】

吴某，男，65 岁，县供销社退休人员。1996 年 1 月 1 日就诊。

主诉：右眼视力下降、视物变性半年余。

病史：半年前患者出现视力下降、视物变性。曾去厦门某医院治疗，诊断为眼底视网膜黄斑变性，给药治疗后视力未见提高，且有继续下降之势。心情紧张，特求余做试验性治疗。症见：测右眼视力 0.15，左眼视力为 1.0，右眼视物不但变形，视物还偶见黑圈阴影，晨起望蚊帐顶有黑圈，蚊帐顶木杆弯曲变形。患者平时嗜酒，经常口苦、便坚，在患者同意戒酒的情况下，笔者愿意给予治疗。

治疗：患者年事已高，气虚血弱，肾元亏损，加上嗜酒，滋生内热，必致眼区气滞血瘀，治疗宜补气血，益肝肾，清内热。拟复明汤加减：党参 15g，黄芪 15g，生地黄 10g，熟地黄 10g，枸杞子 10g，女贞子 10g，制黄精 10g，北五味子 10g，麦冬 10g，丹参 10g，川芎 6g，龙胆草 6g，黄芩 10g，甘草 10g，旱莲草 15g。3 剂，每日 1 剂，净水炖服。

双眼进行劆洗法放血，左眼出血中等，卅；右眼出血中等，卅。

西药：盐酸四环素 0.5g，甲氧苄啶片 0.1g，维生素 B_6 20mg，维生素 E 100mg。日服 3 次，连服 2 天，饭后服。

具体服法：先服西药，服完后再服中药。

二诊：1996 年 1 月 7 日。双眼视力均有提高，右眼为 0.2，左眼为 1.2，口苦已减，大便变软。双眼劆洗法放血，左眼出血较多，卅 + +，右眼出血甚多，卅卅 - 。

药已显效，上方中药去麦冬，另加陈皮 6g，3 剂。西药同上，服法同上。

患者后来每逢视力下降即来治疗，三四年来，左眼视力始终保持在1.0~1.2，右眼视力保持在0.2~0.3。据患者云，喝酒会影响视力，只得尽量少喝或不喝。

按：视网膜黄斑盘状变性属老年性难治之疾，早期症状与中心性浆液性视网膜病变有许多相似之处，两者之间很难界定，不易鉴别，容易混淆。笔者治疗多例50岁以上因视网膜病变致视力下降的老年患者，男女均有，将其当作中心性浆液性视网膜病变治疗（眼底出血除外），其中不乏视网膜黄斑盘状变性患者。通过中西药结合劆洗法放血，视力均有不同程度提高。但本病发病时间不能太久，应早发现、早治疗，否则，疗效难料。

有部分眼底视网膜病变，经过劆洗法放血后，当时视力比原来略有下降，这是因放血较多，造成暂时性视网膜供血不足，过一段时间即可恢复。

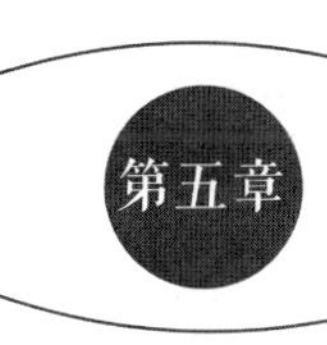

第五章 眼病治疗常用药物和方剂

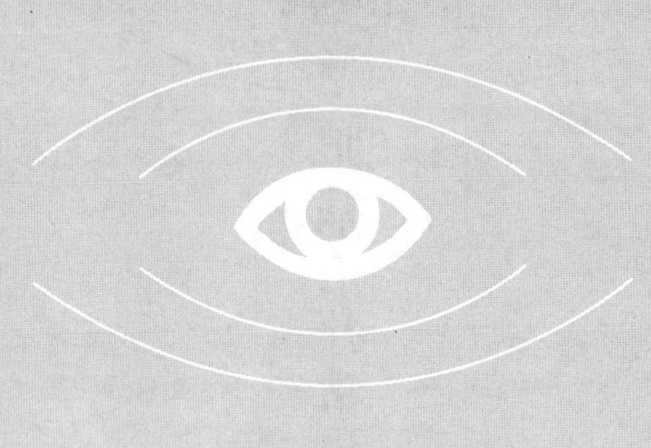

第一节　常用中药概要

中医用药应熟知药物的性能与功效才能有的放矢。药有寒热温凉之分，润燥攻补之别。用药的一般原则是“寒者热之”“热者寒之”“实则泻之”“虚则补之”“燥者润之”“湿者燥之”。

治疗眼病的药物根据性能和功效可分为祛风燥湿药、清热泻火药、活血化瘀药、淡渗利水药、滋补肝肾药、补气益血药、凉血止血药、息风化痰药、健脾消食药等。

现将各种性能和功效的药物分别介绍如下。

一、祛风燥湿药

1. 祛散风热药　蔓荆子、薄荷、牛蒡子、蝉衣、菊花、柴胡、升麻、野菊花、忍冬藤等。

2. 祛散风寒药　防风、羌活、白芷、独活、藁本、前胡、细辛、秦艽、木瓜、虎杖等。

祛风燥湿药具有消散眼部红肿、止痛止痒、明目退翳的作用。该类药多香燥外散，易伤津劫液。

二、清热泻火药

1. 清热解毒药　金银花、野菊花、紫花地丁、蒲公英、土茯苓、忍冬藤等。

2. 清热燥湿药 黄连、黄芩、黄柏、龙胆草、苦参、白鲜皮、鸡盹花等。

3. 清热泻火药 生石膏、知母、栀子、天花粉等。

4. 清热泻下药 大黄、朴硝等。

5. 清热润下药 蜂蜜等。

清热泻火药具有退红消肿、解毒止痛、泻下通便的作用。该类药药性寒凉，易伤脾胃，故应中病即止，不可久服，且脾胃虚寒者应慎用。

三、活血化瘀药

当归、川芎、丹参、赤芍、丹皮、红花、桃仁、茺蔚子、水蛭等，具有行血通经、消肿止痛、明目退翳之效。孕妇、妇女血虚或月经多者要慎用或忌用。

四、淡渗利湿药

泽泻、木通、金钱草、滑石、茵陈、车前子等，有利水消肿、引热下行的功效。因能耗伤阴液，故阴虚者慎用。

五、滋肝补肾药

熟地黄、生地黄、枸杞子、女贞子、五味子、山萸肉、百合、麦冬、天冬、玉竹、玄参、北沙参等，有滋肝补肾、明目的作用，多用于眼底视网膜病变以肝肾虚弱为主因的疾病。上药大多甘寒滋腻，凡脾胃虚弱及便溏者慎用或不用。

六、补气益血药

人参、党参、黄芪、白术、黄精、山药、茯苓、甘草、当归、白芍、何首乌等，有荣筋养脉、明目退翳之效，对因气血虚弱引起的视力下降，眼肌功能失调造成的上睑下垂、斜视等眼部疾病非常适用。该类药对热邪实证不适用，会造成闭门留寇之弊端，反而加重病情。

七、凉血止血药

地榆、旱莲草、桑白皮、大蓟、小蓟、生地黄、玄参、麦冬、丹皮、赤芍、白茅根等，具有清解营分、血分热邪的作用，对眼部疾病如白睛溢血、眼底视网膜出血性病变有疗效。

八、养心安神药

酸枣仁、柏子仁、远志、夜交藤等，具有养心、安定神志的作用，治疗睡眠欠佳引起的视网膜病变，常与滋肾补阴药同用。

九、息风止痉化痰药

僵蚕、全蝎、胆南星、白附子、半夏、桔梗等，是搜风活络、解痉涤痰的主要药物，对因风痰壅阻引起的眼肌疏松和麻痹，出现上睑下垂、斜视等有效。该类药物多属温燥之性，易伤阴劫液，应与滋阴养血药配合以减缓温燥之性。

十、健脾消食药

山楂、神曲、麦芽、苍术、茯苓、陈皮、鸡内金、半夏等，有行积导滞、燥湿健脾之功效，对因脾胃失健导致食积停滞、湿气阻滞中焦而引起的目劄有效。如有热证，须与清热药联用。

第二节　眼病治疗常用方剂

方剂是根据病情选用适当药物，经过辨证立法配伍组成。为了加强药效，所选用的药物必须相互协调，并能减少或缓和某些药物的毒性，才能更好地发挥药物的治疗效果。如果病情复杂，还可根据病情把多种方剂联合起来，舍去对病情不利的药物，重组一个方剂。例如，青光眼汤是由败毒散、龙胆泻肝汤、四物汤、六一散四方联合加减而成，是针对病情错综复杂的急性充血性青光眼而设，本方剂是笔者经过多年临床实践总结出来的有效方剂。

下面介绍的方剂除自拟方剂外，其余均来自历代名家所采用的经方。为方便起见，将方剂名称、出处、组成、用法、功效、主治、化裁、提示等逐一介绍如下：

一、方剂

1. 清热解毒汤（自拟方）

组成：龙胆草、黄芩、女贞子、薄荷、连翘、桔梗、牛蒡子、天花粉、金银花、野菊花、甘草。

用法：净水炖，饭后服。因味苦，可加蜂蜜一汤匙。

功效：泻火解毒，清热消肿。

主治：因热邪毒盛引起的目痛目赤。对睑腺炎、胬肉攀睛、结膜炎、角膜溃疡、前房积脓、角膜穿孔等，以及扁桃体炎、牙痛、中耳炎、腮腺炎、虫毒外侵、毒蛇咬伤等均有疗效。

化裁：热毒火重者加黄连、栀子；便秘者加大黄；因风邪入侵引起流泪畏光者加羌活、防风、白芷等以除风祛湿；喉干舌燥者加麦冬、天冬、玄参等润燥之品；发热者加生石膏。

提示：脾胃虚寒者慎服或禁服。

2. 牵正散（《杨氏家藏方》）

组成：制白附子、白僵蚕、全蝎。

用法：共为细末冲酒服，也可入煎剂。

功效：祛风化痰，镇痉。

主治：风痰壅滞引起的口眼㖞斜、上睑下垂、风牵偏视。

化裁：可根据病情与补中益气汤、人参养荣汤、补阳还五汤等合用加减。

提示：全蝎有毒，煎剂用量要适当，最多不可超过9g；血虚生风者慎用。白附子不能生用，有毒。

3. 正容汤（《审视瑶函》）

组成：羌活、制白附子、防风、秦艽、白僵蚕、制半夏、木瓜、甘草、茯神、生姜、制胆南星。

用法：净水煎，饭后服。

功效：祛风化痰，舒筋活络。

主治：上睑下垂，神珠将反，口眼㖞斜，风牵偏视，眼球转动不灵引起的复视等。

化裁：常与牵正散合用，由于本方香燥之品较多，可加麦冬、生地黄、天花粉等生津润燥之品滋养筋脉；热重者可加黄连、黄芩等；气虚者可加参芪。

4. 补阳还五汤（《医林改错》）

组成：黄芪、当归尾、赤芍、川芎、桃仁、红花、地龙。

用法：净水煎，饭后服。

功效：益气、活血通络。

主治：本方治疗脑中风之后，瘀血阻滞脉络而半身不遂，口眼㖞斜的症状；因中风引起的上睑下垂（非重症肌无力症）。

化裁：可与牵正散合用加减化裁，如有实热者可加黄连、黄芩；阴虚火旺者加滋阴润燥之品，如麦冬、天冬、生地黄、天花粉之类的药物。

5. 补中益气汤（《脾胃论》）

组成：黄芪、人参、白术、炙甘草、陈皮、当归、升麻、柴胡、生姜、大枣。

用法：净水煎服。

功效：补中益气，举陷升阳。

主治：因清阳下陷、中气不足引起的上睑下垂（重症肌无力症）及眼底视网膜脱离等症。

化裁：因中气下陷引起的上睑下垂可与正容汤合用加减化

裁；因气虚下陷引起的视网膜脱离，可与复明汤合用加减化裁。

6. 败毒散（《太平惠民和剂局方》）

组成：羌活、独活、柴胡、前胡、川芎、枳壳、桔梗、茯苓、甘草、生姜、薄荷。

用法：净水煎，饭后服。因味苦、辛，可加蜂蜜一汤匙。

功效：祛风止痛，明目退翳。

主治：本方原为外感风寒湿邪、恶寒发热、头痛无汗而设，现用于各种眼病的治疗中，用途甚广。如因风邪热毒引起的黑睛生翳、睛珠疼痛、连及眼眶痛、头痛等，但必须与其他方剂配合。

化裁：本方乃人参败毒散去人参而成，加黄芩、黄连为芩连败毒散。用于因风热引起的病毒性结膜炎、角膜炎，可与清热解毒汤加减化裁；因肝胆湿热引起兼夹风邪的巩膜炎、虹膜睫状体炎、视神经炎、急性充血性青光眼等，本方应与龙胆泻肝汤合用化裁。

7. 保和丸（《丹溪心法》）

组成：山楂、神曲、莱菔子、陈皮、半夏、茯苓、连翘。

用法：净水煎服，也可制作丸剂。

功效：消积导滞，健胃。

主治：本方原为食积内停、滞留胃中、胸脘痞满致腹胀痛及呕吐而设，在眼科中用于儿童因食积停滞引起的目劄（频繁眨眼）。

化裁：如胃中积热可加黄连、黄芩；热重者可加微量大黄以增强消积导滞作用，方中可加麦芽。

8. 退赤散（《银海精微》）

组成：黄连、黄芩、白芷、当归、赤芍、栀子、桑白皮、木通、桔梗、连翘。

用法：净水煎，饭后服。

功效：祛风清热散结。

主治：因风热引起的眼病，如胞睑肿胀，睑腺炎初起，目赤疼痛，胬肉攀睛，白睛溢血等。

化裁：本方若加金银花、野菊花、蒲公英等清热解毒药，其效果更佳。大便秘结者可加大黄；治疗白睛溢血可去白芷，加生石膏、白茅根。

9. 甘露饮（《太平惠民和剂局方》）

组成：生地黄、熟地黄、石斛、天门冬、麦门冬、黄芩、茵陈、枳壳、甘草、枇杷叶。

用法：净水煎，饭后服。

功效：养阴清热，宣肺利湿。

主治：本方原治阴虚夹湿、龈肿出脓、口舌生疮及咽痛，现用于阴虚火旺引起的眼病，如白睛红赤，胬肉攀睛，角膜实质炎，老年性白内障等。

化裁：如热毒较重可加金银花、蒲公英；如内热重者可加黄连或龙胆草。由于石斛货缺价高可弃之不用，加白茅根、玄参。

禁忌：脾胃虚寒、大便溏薄者慎用或去麦冬、天冬、石斛加黄精、怀山药也未尝不可。

10. 血府逐瘀汤（《医林改错》）

组成：当归、川芎、赤芍、生地黄、桃仁、红花、柴胡、枳壳、牛膝、桔梗、甘草。

用法：净水煎，饭后服。

功效：祛瘀活血止痛。

主治：本方原为瘀血内阻引起的头痛、胸痛等症而设，也可用于治疗眼病，如外伤引起的上睑下垂、胞睑肿胀及目痛。另外，血灌瞳神（虹膜后出血）、暴盲等瘀血时间较长者亦有疗效。

化裁：治疗眼部外伤及眼内出血，初起者慎用或少用川芎，否则会使出血加重，重用清热止血之品。如有内热可加黄连、黄芩，甚至可加大黄以引血下行加快活血祛瘀达到止血止痛的目的；如外伤后期时间较长而受伤处仍疼痛者，可重用川芎以通络止痛。

11. 四物汤（《太平惠民和剂局方》）

组成：熟地黄、当归、白芍、川芎。

用法：净水煎服。

功效：调经及补血和肝。

主治：营血虚弱，是妇科调理月经的主要方剂。现用来治疗因“倒经”（西医学称“代偿性月经”）引起的血灌瞳神及营血虚弱引起的出血性眼底视网膜病变，常与其他方剂合用。

化裁：因肝经火旺引起的眼内出血，初期应去川芎，可加白茅根（重用）、牛膝、阿胶、丹皮、大蓟、旱莲草、地榆等；因阴虚火旺者可加黄柏、麦冬、天冬、知母，也应重用白茅根。

12. 苦参抗敏汤（自拟方）

组成：苦参、白鲜皮、土茯苓、连翘、桔梗、鸡内金、丹参、防风、蔓荆子、木通、忍冬藤、甘草、红枣。

用法：净水煎，饭后服，脾胃虚寒者慎用。

功效：祛风祛湿止痒。

主治：因风邪入侵引起外皮奇痒，如睑腺炎、胞睑肿胀（水肿）、双眼外皮起皱（湿毒引起）和变态性反应引起的春季卡他性结膜炎，以及皮肤变态反应引起的荨麻疹。

化裁：热重者可加黄连、黄芩；便秘者加大黄；痒甚者加地肤子，重用鸡内金；气虚加党参、黄芪，血虚加当归、生地黄。

13. 驱风散热饮（《审视瑶函》）

组成：羌活、防风、薄荷、赤芍、连翘、牛蒡子、栀子、大黄、当归、川芎、甘草。

用法：净水煎，饭后服。

功效：疏风泄热。

主治：因风热侵袭所致的胞睑振跳，天行赤眼（俗称红眼病）等症。

化裁：风重流泪如汤者，羌活、防风加双倍量；热重者加黄连、黄芩、金银花、蒲公英等。

提示：对脾胃虚寒者、老人、儿童，方中大黄慎用。

14. 龙胆泻肝汤（《太平惠民和剂局方》）

组成：龙胆草、黄芩、栀子、泽泻、车前子、木通、当归、生地黄、柴胡、甘草。

用法：净水煎汤，饭后服。

功效：清湿热，调水道，泻肝火。

主治：因肝胆经湿热及实火引起的胁肋疼痛、口苦、目红赤肿痛、视物昏花。

化裁：因热毒引起的角结膜炎，本方可与清热解毒汤合用化裁，因风热引起的虹膜睫状体炎、急性充血性青光眼、视神经炎，用本方可与败毒散合用化裁。

15. 还阴救苦汤（《原机启微》）

组成：羌活、防风、细辛、藁本、川芎、柴胡、升麻、苍术、甘草、桔梗、红花、当归尾、龙胆草、黄连、黄芩、黄柏、知母、生地黄、连翘。

用法：净水煎汤，饭后服。

功效：疏风祛湿，泻火清热。

主治：因风邪热毒入侵引起的巩膜炎、虹膜睫状体炎等。

化裁：本方药多复杂，特别是疏风祛湿药过多，致本方总体过于香燥，故可以适当减少苍术、细辛、藁本等药的用量或不用，如湿气较重，生地黄、知母要少用或不用。因石膏乃生津止渴之品，故本方勿加生石膏，否则本方祛湿为主的疗效将大打折扣，失去意义。

提示：本方脾胃虚寒者慎用。

16. 泻肝汤（《审视瑶函》）

组成：地骨皮、知母、玄参、车前子、茺蔚子、大黄、玄明粉。

用法：净水煎，饭后服。

功效：清肝泻火。

主治：因肝经实火引起的眼球剧痛，白睛红赤，流泪羞明，如急性角膜溃疡、黄液上冲、蟹睛等症。

化裁：本方可加金银花、蒲公英、野菊花等清热解毒之品，增强疗效，加甘草以和中护胃。

17. 青光眼汤（自拟方）

组成：龙胆草、黄芩、白芷、栀子、前胡、独活、川芎、甘草、泽泻、当归、生地黄、忍冬藤、赤芍、木通、柴胡、滑石。

用法：净水煎汤，饭后服。因味苦辛，可加蜂蜜一汤匙。

功效：散风清热，平肝泻火，止目痛和头痛。

主治：因肝胆风火上扰引起的绿风内障。

化裁：本方实乃败毒散、龙胆泻肝汤、四物汤、六一散四方合用加减而成，如果便秘可加大黄以通便；恶心呕吐者加制半夏。

提示：脾胃虚寒者慎用。

18. 复明汤（自拟方）

组成：生地黄、熟地黄、制黄精、枸杞子、女贞子、丹参、川芎、黄芩、甘草、陈皮、忍冬藤、车前子。

用法：净水煎，饭后服。

功效：滋补肾阴，清肝明目，活血通络。

主治：因实热或虚火引起的眼底视网膜病变，如中心性浆液性视网膜病变、眼底静脉阻塞、眼底出血、视网膜黄斑变性及老年性白内障等。

化裁：如肝胆经热加龙胆草；心火旺加黄连；实热重可适当加微量大黄；眼底出血者去川芎加赤芍、牛膝、石决明，重用白茅根、代赭石以止血；老年视网膜黄斑变性或出血可去川芎加白芍，气虚者加参芪。

19. 降血平脑汤（《全国名医案类编》）

组成：牛膝、生龙骨、生牡蛎、川楝子、杭白芍、生石膏、代赭石、玄参、龙胆草、甘草。

用法：净水煎，饭后服。

功效：镇肝息风，降血平脑，止头痛。

主治：本方是清代名医张锡纯治疗中风的名方，现用来治疗因眼底视网膜血管阻塞或出血初期病症。对嗜酒或肝阳上亢头痛者尤为适宜。

化裁：脉浮、实热甚者加黄连，或加大黄引血下行；气滞血瘀者加丹参、赤芍；视网膜出血者加白茅根、旱莲草、茜草等，以加强止血作用。

20. 人参养荣汤（《太平惠民和剂局方》）

组成：人参、白术、黄芪、甘草、陈皮、桂心、当归、熟地黄、五味子、茯苓、远志、白芍。

用法：净水煎，饭后服。

功效：补气益血。

主治：因气血虚弱引起的视网膜脱离、老年性视网膜黄斑变性。

化裁：如有热者去桂心，加黄芩或龙胆草；如有黄斑区出血者可加牛膝、白茅根；有气滞血瘀者可加丹参。

21. 逍遥丸（《太平惠民和剂局方》）

组成：当归、白芍、柴胡、白术、茯苓、甘草、薄荷、生姜、大枣。

用法：净水煎，饭后服。

功效：疏肝理脾。

主治：本方原为肝脾郁结引起的头目晕昏、两胁作痛、月经不调而设，现用来治疗因肝脾郁结引起的眼底视网膜病变，对癔症性视力下降也有一定的疗效。

化裁：肝肾虚弱者加熟地黄、枸杞子、黄精、五味子；滋阴补肾，如有胸胁作痛者加重白芍量，或加赤芍、郁金、香附；如睡眠欠佳者加酸枣仁、柏子仁、夜交藤；有热者加黄芩、黄连；气虚者加黄芪、党参或人参。

22. 八珍汤（《正体类要》）

组成：人参、白术、茯苓、甘草、当归、白芍、川芎、熟地黄。

用法：净水炖汤服。

功效：补气益血。

主治：本方为补气益脾的四君子汤与补血调肝的四物汤合成的气血双补的名方，用于气血两亏引起的眼底视网膜病变，可与复明汤联合进行加减，也可加黄芪以增强补气固表效果。

23. 十灰散（《十药全书》）

组成：大蓟、小蓟、荷叶、侧柏叶、白茅根、茜草、棕榈皮、牡丹皮、栀子、大黄。

用法：净水煎汤，饭后服。

功效：清热止血。

主治：血热炽盛引起的吐血、咯血等症，也可用于眼底视网膜出血等症。

化裁：眼底出血可与复明汤去川芎联合加减；外伤致眼内出血可与血府逐瘀汤联合加减。

24. 凉膈散（《太平惠民和剂局方》）

组成：大黄、芒硝、甘草、栀子、黄芩、薄荷、竹叶。

用法：净水煎汤，饭后服。

功效：清泄膈热，引血下行。

主治：上、中焦邪热炽盛，烦躁口渴，目赤头眩，吐血，衄血及血灌瞳神等症。

化裁：治疗出血症可加凉血止血药白茅根、旱莲草、代赭石等以增强止血功效。

提示：脾胃虚寒、无实热症者忌服。

25. 六味地黄丸（《小儿药证直诀》）

组成：熟地黄、山萸肉、怀山药、丹皮、茯苓、泽泻。

用法：上药为末，炼蜜为丸服或净水煎汤服。

功效：滋阴补肾。

主治：用于肝肾两亏引起的老年性白内障。

化裁：虚火旺者加黄柏、知母，名曰知柏地黄丸，对虚火较重的老年性白内障效果更确切。

二、用药注意事项

为了使各种中药的药性更多地渗出，充分发挥药性作用，团块状药物必须打碎或切成薄片，如矿物质类石膏、石决明、磁石、代赭石等均应打碎成粉末状后入药，还应先煎半小时，生地黄、黄精、当归、熟地黄等必须切成薄片；胶状类药物如阿胶，应将药汁滤出后再放入，炖数分钟溶解后服用。

眼病的药物宜在饭后服，中药汤剂应净水炖约半小时。如煎汤只需10分钟左右，待药汁滚开后约5分钟即离火，避免烧干药汁。稍后放置20分钟，药性充分渗入药汁中再滤出服用。如不小心药汁已烧干，千万不可加水再煎汤服用。

中药汤剂一般炖3次，1日服或分2日服。对儿童或老人如药物较寒凉，防伤脾胃，可以2日服1剂，第1日服头汤，第2日服第2、3汤，寒凉药味苦，可适当加蜂蜜调整口感。

第三节　常用西药及注意事项

眼病的发生以细菌性、病毒性和真菌性感染引起的炎症较普遍，治疗时使用抗生素、抗病毒及抗真菌药物的机会较多。抗生素虽然疗效好，奏效快，但也是双刃剑。有些抗生素毒性大，副作用较多，使用不当，会带来许多不良后果，尤其是青霉素类、头孢类可引起过敏性休克而致死亡。

一、抗生素

抗生素的种类繁多，应选择疗效好、副作用少、安全性能好的抗生素。

治疗眼病使用抗生素一般以口服为主，但严重的疾病如角膜溃疡、前房积脓等则宜选用肌肉注射或静脉给药。抗生素极易产生抗药性，所以必须选择对病菌较敏感的抗生素。为了增强疗效，对较严重的病例可用两三种不同类型的抗生素联合使用，如头孢类与喹诺酮类联合，大环脂类与喹诺酮类联合或头孢类与磺胺类联合等。注意 18 岁以下人群，肌源性上睑下垂者禁用喹诺酮类药物。

在此提醒初学者，青霉素类与头孢菌素类合用易发生过敏性休克。在注射前一定要进行皮试，且注射前还应准备好治疗过敏性休克的药物，如盐酸肾上腺素注射液，放在容易拿到的地方，一旦发生过敏反应，可以争分夺秒地及时抢救。

另外，如果间隔 3 天未用同类抗生素或接续注射不同批号的同类抗生素都应重做过敏性试验，安全后方可使用。为了预防此类药物过敏，患者空腹时切忌注射此类药物，尤其对较易过敏的女性患者，更应认真仔细。

对肝肾功能异常者应慎用抗生素。

抗生素口服易引起肠胃道反应，如出现恶心、呕吐、胃痛、腹泻等，应立即停药。恶心呕吐者服维生素 B_6 可以缓解；胃痛者服西咪替丁 0. 2g/次或雷尼替丁 150mg/次，也可服中药保和丸加苍术煎汤。如果全身奇痒、起皮疹、全身发红者也应立即停药，可服氯苯那敏 4mg，地塞米松 0. 75mg，甲硝唑片 0. 4g，维生素 C 片 0. 2g，葡萄糖酸钙片 0. 5g，每日 3 次，服 2 日，饭后服。

二、抗病毒药

选择对病毒较敏感的药物，如利巴韦林、阿昔洛韦等均为广谱抗病毒药，对病毒引起的角膜炎、结膜炎均有疗效。

三、肾上腺皮质激素类药

肾上腺皮质激素类药有抗炎、免疫抑制作用及抗毒素作用，是治疗巩膜炎、葡萄膜炎、视神经炎及变态性反应的主要药物。但不可长期或过量服用，否则，易诱发白内障、高血压、胃溃疡、糖尿病、动脉粥样硬化、骨质疏松等病症，儿童及老年患者应慎用。

四、其他药物

吲哚美辛：又名消炎痛片，有解热、镇痛及消炎作用。可用于因虹膜睫状体炎、急性闭角型青光眼等引起的眼痛、头痛。不良反应较多，有部分患者服后易引起头晕或胃出血等。在用量上根据病情作适当调整，轻症者可服12.5mg/次，重症者服25mg/次。

西咪替丁：可防治服用抗生素后引起的胃痛。

肾上腺色棕片：为止血药，用于鼻出血、咯血、白睛溢血、眼底视网膜出血等，可配合维生素C同时服用。

氯苯那敏：治疗因过敏引起的眼部疾病。

乙酰唑胺：是治疗急性闭角型青光眼的药物，有降低眼压的作用。

葡萄糖酸钙：为电解质平衡调节药，可防治过敏性疾病。

盐酸肾上腺素注射液：治疗过敏性休克的主要药物。

维生素 C：用于防治因维生素 C 缺乏引起的出血症，如鼻出血、牙龈出血、白睛出血、白睛溢血、视网膜出血等，以及过敏性疾病。

维生素 B_2：用于防治维生素 B_2 缺乏症及泡性角膜炎、结膜炎。

维生素 B_6：防治因服抗生素引起的恶心、呕吐等胃肠道反应。

维生素 AD 胶丸：治疗因维生素 A 和维生素 D 缺乏引起的夜盲症。

维生素 E：用于防治维生素 E 缺乏症和眼底视网膜病变，以及老年性白内障的辅助治疗。

维生素 B_{12} 注射液：用于带状疱疹引起的神经痛及三叉神经痛的辅助治疗，也可用于肌源性上睑下垂的辅助治疗。

三磷腺苷：有改善机体代谢的作用，常用于肌源性上睑下垂及风牵偏视等症的辅助治疗。

肌苷：用于中心性视网膜病变及视神经萎缩等病症的辅助治疗。

五、眼病外用药

适用于细菌性感染药：氯霉素滴眼液、氧氟沙星滴眼液、加替沙星滴眼液、红霉素眼膏等。

适用于病毒性感染药：阿昔洛韦滴眼液、利巴韦林滴眼液等。

肾上腺皮质激素类：醋酸泼尼松滴眼液、地塞米松磷酸钠滴眼液、四环素可的松眼膏等，适用于巩膜炎、葡萄膜炎及变态反应引起的眼病。

毒扁豆碱素眼膏：缩瞳剂，可治疗青光眼引起的瞳孔散大，有降低眼内压作用，每天点1次。

匹罗卡品（毛果芸香碱）滴眼液：缩瞳剂，能降低眼内压。

噻吗洛尔滴眼液：具有降低眼压作用，用于青光眼的治疗。

阿托品滴眼液：有扩大瞳孔的作用，可预防因角膜溃疡、虹膜睫状体炎等引起的虹膜后粘连或眼底检查前扩瞳剂。

丁卡因滴眼液：含量0.5%～1%，具有麻痹黏膜表面的作用，用于劆洗放血手术及剔除角膜异物。

白内停（卡他灵）滴眼液：用于初期老年性白内障，预防病情发展。

眼净膏：内含肾上腺皮质激素，可治疗虫毒引起的变态反应，如眼睑外皮发红、水肿、疱疹、奇痒等。外涂患处，每日1～2次。

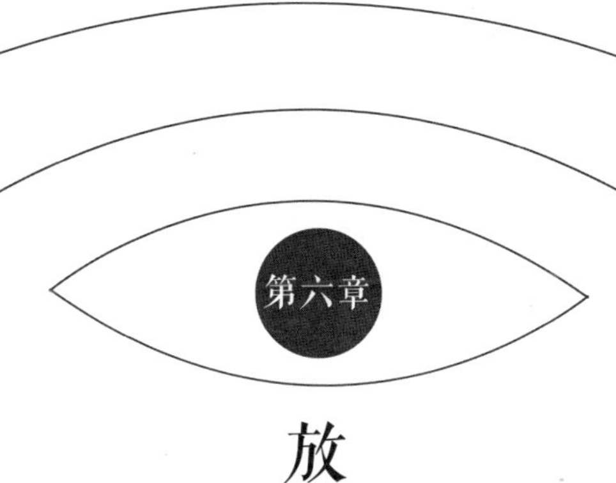

放血疗法治疗眼病文献研究

放血疗法治疗春季卡他性结膜炎疗效分析

[**摘　要**]　目的：分析劆洗放血疗法对春季卡他性结膜炎的临床治疗效果。方法：以劆洗法为主在患眼上睑结膜表面放血，结合服用预防感染的抗生素药物及中药苦参抗敏汤（自拟方）加减方。1次为1个疗程。轻症者1~2个疗程，其上睑结膜表面隆起的乳头状结节会逐渐枯萎缩小或消失。重症者每隔5~7天再进行第二次或第三次治疗，直到上睑结膜上隆起的乳头状结节彻底消失为止。结果：通过上述方法治疗之后，隆起的乳头结节枯萎或完全消失，球结膜及角膜周围的铁锈色血络缠绕症状退尽。同时，畏光、流泪、奇痒、稠泪粘睫或灼热感消失，少数患者如果第二年春暖时复发，采用上述同样的方法均能达到相同的疗效。结论：以劆洗放血疗法为主，结合中西药口服治疗春季卡他性结膜炎，疗效确切，是行之有效的治疗方法。

[**关键词**]　春季卡他性结膜炎；劆洗放血疗法；苦参抗敏汤

春季卡他性结膜炎属于眼病中的奇难杂症，是季节性疾病，常侵犯双眼，每逢春暖花开时发病，秋末及冬季天寒冷时症状减轻甚至消失，第二年春暖时再复发，重症者可连续复发十多年之久。本病多见于儿童和青少年，年龄在8~19岁之间，且多为男性，无传染性。其多由空气中的游离花粉或其他物质引发变态性反应导致。

本病主要特征是在上睑结膜表面长出隆起的乳头结节，呈卵圆形，大小不一，散乱型或密集型出现，表面有黏丝状分泌物，有畏光、流泪、奇痒或灼热感，天热揉眼后奇痒加重，球结膜出现铁锈色充血。严重时，角膜周围会出现铁锈色血络缠绕，且结膜隆起增厚。

1. 临床资料 笔者从1989～2014年总共收治本病病例共计21例，均为男性，年龄在8～19岁，均为双眼发病，经过治疗，疗效满意。

2. 治疗方法 治疗本病以劆洗放血疗法为主，配合中西药为最佳方案，治愈率高，复发率小。

劆洗放血疗法操作如下：翻转患眼上睑结膜，外滴0.5%～1%丁卡因滴眼液作表面麻醉，再消毒后，用一端削成棒状、一端削成鸭嘴状的海螵蛸棒，在隆起的乳头结节处左右方向拉锯式摩擦。由于乳头表面血络少，真正的毛细血管在乳头根部，应尽量摩擦到乳头根部，用力要均匀，促其出血。出血后用脱脂棉球拭净血污，再继续摩擦，这样反复多次，尽量让其多出血，出血越多越好，疗效越高。一般总出血量为7～15滴（15滴血大约等于1mL），直至出血量逐渐减少为止，再用洗眼液冲洗血污，外涂抗生素眼膏。

劆洗过后，为防感染，应口服抗生素2～3天（按常规量），每日3次，饭后服。否则，眼内异物感加重，不利病情恢复，也易引起患者恐慌。重症者可适当加服皮质类激素，按常规量减半或减1/3。

待抗生素药物服完后，紧接着服用祛风清热除湿的苦参抗敏汤经加减后的汤剂 2 ~ 3 剂，每天 1 剂，饭后服。

苦参抗敏汤药物组成：苦参、白鲜皮、土茯苓、连翘、桔梗、鸡肫花（鸡肫花属高大乔木之花，形如鸡肫，故名，有祛风燥湿、清热解毒之效，民间用本品与红枣治疗因变态反应引起的皮肤病，效果好）、丹参、防风、蔓荆子、木通、忍冬藤、甘草、红枣。

上方中苦参、白鲜皮苦寒泻火、燥湿清热，且能引血下行；鸡肫花、防风、蔓荆子祛风除湿；连翘、忍冬藤清热解毒；木通苦寒、利水降火；丹参活血化瘀；连翘质轻而浮，配合桔梗引药上浮直达患处；红枣、甘草护胃和中，诸药合用，达到火退热清、风去湿除的效果。患者如果内热重者加黄连、黄芩；便秘者加大黄；痒甚者加重鸡肫花量；气虚者加党参、黄芪；血虚者加当归、生地黄或熟地黄。

通过劆洗放血及口服中西药治疗 1 次为 1 个疗程，轻症者 1 ~ 2 个疗程可愈，重症者需 5 ~ 7 个疗程。在治疗期间及治愈之后，对酒浆、油炸、辛辣、温热食品要绝对忌口，否则，影响疗效或容易复发。

3. 疗效标准

（1）痊愈　上睑结膜隆起的乳头结节完全消失，球结膜及角膜周围铁锈色充血全部褪尽，流泪、奇痒等症状均止，一切恢复如初。

（2）显效　乳头结节有部分消失，剩余部分乳头结节萎缩，球结膜混合性充血及流泪奇痒等症状明显减轻。

（3）无效 乳头结节未见萎缩和减少，结膜充血、流泪、奇痒等症状未见改善。

4. 治疗效果 本病根据症状轻重分为三种类型。

（1）重症型 收治5例，临床治愈5例。其症状为乳头状结节如铺路卵圆石集结覆盖整个上睑结膜、球结膜混合性铁锈色充血、涩痒、稠泪粘睫。

（2）较重型 收治7例，治愈5例，显效2例。其症状为乳头状结节部分集结，其余散乱分布，占尽半睑结膜、球结膜呈铁锈色充血、流泪、奇痒难忍、稠泪粘睫。

（3）轻症型 收治9例，治愈8例，显效1例。其症状为乳头状结节大者一两个，其余如细小沙粒隆起，散乱分布，球结膜充血、流泪、奇痒难忍。

以上显效者3例，经治疗后症状减轻，患者家属认为过后未治会自愈，故未接续治疗，结果第二年春暖时复发，再经治疗后方愈。

在收治的21例中，其中重症型和较重型合计11例。曾经县级、市级医院西药治疗效果不理想或有效而复发。

5. 疗效分析 劆洗放血疗法治疗本病所以能取得神奇的效果，其原理通俗解释如下：由于内热上浮，血络壅滞（实属病理性充血），致上睑内结膜因变态反应而隆起的乳头组织有充足的血液提供营养，乳头组织如蘑菇一样，长势旺盛，越长越多，甚至集结成铺路石一样，覆盖整个上睑结膜。通过劆洗法放血，可直接使血源供应出现紊乱，甚至中断，加上中西药祛风除湿，泻火解毒，引血下行，内外夹攻，使血液供应相对减少，乳头组织得不到血液滋润而逐渐枯萎缩小直至消失。同时，奇痒、流泪、畏光，以及球结膜和角膜周围的铁锈色充血也随之消失。为了最终切断血源，重症患者需经过多个疗程，直到乳头结节完全消失，最终达到治愈目的。

6. 病例介绍　刘某，男，19 岁，高中三年级学生。2010 年 3 月 1 日就诊。双眼奇痒难忍，每晚奇痒加剧，日夜坐卧不安。正值高考紧张复习阶段，不但影响学习，而且妨碍夜间睡眠。本病发生之初至今已有四五年，曾去县级和市级医院治疗，症状时轻时重，并有逐年加重之势。去年曾在此治疗一次，症状有所缓解，但未治彻底，因惧怕中药苦涩难咽而终止治疗。现同意坚持服用中药，遂再次求诊。检查双眼上睑结膜，均有乳头结节隆起，大者如萝卜籽，小者如菜籽，呈散乱状分布，占上眼睑大部分；左眼乳头结节比右眼密集，数量也多，表面均有黏稠分泌物呈丝状；球结膜充血，角膜周围均有铁锈色血络缠绕。为了止痒，患者经常用冷水淋眼，湿毛巾拭眼，结果湿淫入侵加重病情，造成奇痒、流泪、异物感加重，根据症状诊断为春季卡他性结膜炎。

患者平素内热较重，加之饮食油腻、辛辣，使腠理疏松，招引风邪湿毒入侵，致胞睑气滞血瘀。

治疗以祛风除湿、清热泻火为主。拟苦参抗敏汤加减：苦参 10g，白鲜皮 10g，黄芩 10g，栀子 10g，连翘 10g，土茯苓 12g，木通 10g，鸡肫花 12g，蔓荆子 10g，生大黄 3g，甘草 10g，忍冬藤 20g。2 剂，每日 1 剂，净水煎，饭后服。

外治采用劆洗放血法，双眼放血甚多，左右眼各出血约

12滴。

为防感染，给西药先服：吲哚美辛片12.5mg，红霉素肠溶片0.25g，甲氧苄啶片0.1g，泼尼松片5mg，维生素B_6 20mg。每日3次，饭后服，连服3日。

待西药服完后再服中药，嘱患者忌食辛辣、温热食品；禁止冷水洗眼。

二诊：2010年3月6日。双眼奇痒大减，流泪明显好转，双眼上睑结膜乳头结节已显萎缩，黏稠分泌物减少大半，球结膜混合性充血已退，但未净。效不更方，治法同上。双眼放血特多，左右眼各出血约15滴。

三诊：2010年3月11日。双眼仅存微痒，球结膜混合性充血已退，上睑结膜的乳头结节小的消失，剩下稀疏几个较大的乳头也已枯萎缩小。治法同上，左右眼各放血约8滴。

四诊：2010年3月18日。上睑乳头结节基本平复，仅存略隆起的痕迹，流泪奇痒已愈，治法同上。

7. 讨论　春季卡他性结膜炎属变态反应性疾病，单凭西医治疗，如口服抗过敏药，加上外滴或结膜下注射皮质类激素、β射线照射等疗法，其症状能得到部分缓解，但重症患者仍达不到理想疗效，而长期使用皮质激素又有副作用，往往停药后又复发。

中医学无“变态反应”，但中医学认为本病因正气不足或血虚生热，或嗜食辛辣、温热食品引起脾胃积热、致腠理疏松，易受风邪、热毒、湿邪入侵。治疗应以清热、燥湿为主，用抗敏汤加减治疗，但也只能缓解部分症状，无法解决根本问题。

采用劆洗放血疗法结合中西药口服，标本兼治，能得到满意疗效。劆洗放血疗法工具来源易得，操作简便，安全系数高，是目前最理想的疗法。

眼部放血疗法自古以来在民间流传甚广，它有清热退红、消肿止痛、明目的功效。常见的刺血方法有针刺疗法、瓷砭疗法、劆洗放血疗法等。这些疗法在古代眼病医书中极少记载，而在近代中医眼科学中则有详述。治疗椒疮（沙眼）有海螵蛸棒摩擦法，即手持海螵蛸棒左右来回多次摩擦睑内椒疮颗粒密集处，以引点状渗血为度。实际上，要想取得较好的疗效，治疗本病，包括治疗椒疮渗出的血液应越多越好，以出尽为度，才能达到治疗目的。

中西医结合治疗急性闭角型青光眼疗效观察

[摘　要]　目的：观察中西医结合治疗急性闭角型青光眼的治疗效果。方法：首先在治疗前检测患眼视力，然后采用劆洗放血疗法促其患眼部位活血通络、退红止痛、清热明目。同时，通过辨证，利用平肝泻火、散风止痛的青光眼汤（自拟方）进行加减治疗，并口服抗生素及降眼压的碳酸酐酶抑制剂和外点缩瞳剂。治疗1次为1个疗程，通过检测视力以观察其治疗效果，如果病情好转，症状减轻，可进行第2个疗程或第3个疗程……直到症状全部消失至痊愈为止。治疗期间，患者必须遵守医嘱，对酒浆及辛辣湿热食品绝对禁忌，保持性情舒畅，心态平和，严禁劳神过度，保证睡眠时间等，否则，影响疗效。结果：通过上述方法治疗，患眼球结膜混合性充血逐渐退尽，眼内剧烈疼痛均消失，瞳孔缩小至正常，患眼视力恢复到原来水平，达到临床治愈。结论：采用劆洗放血疗法再结合中西医治疗急性闭角型青光眼，是确切行之有效的治疗方法。

[关键词]　急性闭角型青光眼；劆洗放血法；青光眼汤；缩瞳剂；碳酸酐酶抑制剂；抗生素

急性闭角型青光眼又称急性充血性青光眼，是一种致盲率极高的常见眼病。本病多发生于性格急躁的50岁以上的老年人，且女性多于男性。大部分是一眼先患病，如果治疗不及时，会波及另一只眼。引起本病的诱因除先天性急躁及肝火旺盛外，过食温热、辛辣食品及酒浆，长期熬夜或精神创伤等后天因素亦较多，往往有家族史。

本病初次发作症状较轻，可不治而愈，进入缓解期。之后复发，症状加重，反复发作多次。到最后，由于视力急骤下降和剧烈胀痛、头痛，迫使患者在几天内紧急求诊。除非因误诊误治或家境贫困者才会拖延日久来求诊。

1. 临床资料　笔者从原始临床资料中筛选出本病共计25例，其中男性7例，女性18例。年龄在51～60岁者8例，61～70岁者12例，71～78岁者5例。其中视力下降至5尺指数至感光者之间的6例，视力下降至0.2～0.4者8例，视力下降至0.3～0.6者11例。病程最短者3天，最长者3个月余。其中2例已波及另一只眼成为双眼发病。发病时间长与症状严重者治疗所需疗程多。

2. 发病诱因　嗜酒及肝火旺者9例；过食温热辛辣食品如辣椒、桂附理中丸、国公酒、红参、鹿茸等8例；长期熬夜（如玩麻将、扑克至深夜）者6例；因家事引起情绪波动及失眠者2例。其中或因治愈后重新喝酒或吃辛辣引起本病复发，或因家庭变故引起情绪波动致失眠而复发者5例（男3例、女2例），经治愈后建议作虹膜周边切除术。

3. 诊断标准　凭眼压及症状诊断：①发病急，来势凶，指压眼球坚硬，眼压急骤上升至50～80mmHg。②瞳孔散大。③视力急骤下降。④球结膜混合性充血、角膜水肿如雾状浑浊。⑤眼球呈间歇性剧烈胀痛，甚至连及眼眶，或患眼同侧呈间歇性剧烈头痛。⑥部分病例出现恶心、呕吐或便秘。

4. 治疗方法 首先采用劆洗放血疗法。本疗法乃民间流传甚广的疗法，可以直接促其眼部快速退红、止痛、降低眼压、提高视力等。许多病例经劆洗放血后 15 分钟，检测视力可见明显提高。

具体操作方法介绍如下：翻转患眼上睑，在上睑结膜上滴 0.5% ~1% 丁卡因滴眼液作表面麻醉，再用长约 3.5cm、直径 0.25cm 左右的灯心草一根，经消毒后在球结膜充血最严重的部位做左右方向来回摩擦，促其出血；再用棉球拭净血污，继续摩擦至出血，经过反复摩擦，直至出血量逐渐减少。其出血总量越多越好，充血越明显出血量越多，一般出血量 6 ~12 滴血（15 滴血约 1mL），最后用洗眼液将血污冲洗干净。

劆洗放血后，为防感染，一定要服用抗生素 3 天（按常规量），以清热解毒。同时服碳酸酐酶抑制剂，以降眼压，日 1 次（按常规量），连服 3 日。外点强力缩瞳剂，如毒扁豆碱素眼膏，每日 1 次。再加滴抗生素滴眼液。最后加服中药汤剂治疗。

中医学称本病为绿风内障，因瞳孔散大呈淡绿色而得名，因肝风上扰或劳神过度，或内伤七情，或过食辛辣温热之品致脾胃积热扰动肝火上乘目系，引起气血失和、血瘀气滞而酿成本病。

治疗应以清泻肝胆之火、祛风止痛为主，拟用青光眼汤经辨证后进行加减治疗，连服 3 剂，每日 1 剂，饭后服，可与西药同日间隔服用。

青光眼汤的药物组成：龙胆草、黄芩、栀子、白芷、前胡、独活、川芎、柴胡、泽泻、木通、当归、生地黄、赤芍、滑石、甘草、忍冬藤。

上方由龙胆泻肝汤、败毒散、四物汤、六一散四方组合加减而成，方中龙胆草、黄芩、栀子苦寒直折、大泻肝胆之火，泽泻、木通、滑石清湿热，火盛伤阴用当归、生地黄滋阴养肝。古医云："高巅之疾，非风药不能上达。"故用白芷、独活、前胡、川芎上达巅顶祛风通络以止痛，忍冬藤、赤芍活血化瘀，柴胡疏达肝气，甘草调和诸药。因病情复杂，故方大药多，如大便秘结者加大黄以釜底抽薪，引火下行；如有恶心、呕吐加半夏。本方味苦难咽，可酌加蜂蜜调整口感。

通过以上方法治疗 1 次为 1 个疗程，轻症者 1 ~ 2 个疗程可达临床治愈，重症者必须连续 3 ~ 4 个疗程治疗方能达到满意疗效。

5. 疗效标准

（1）临床治愈　眼压恢复正常，瞳孔缩小至正常，球结膜混合性充血完全退尽，角膜雾状水肿消失，眼内剧烈胀痛及眼眶痛、头痛消失，视力恢复正常。

（2）好转　视力有提高，瞳孔有缩小，其他各种症状均有减轻。

（3）无效　所有症状未得到有效改善。

6. 治疗效果　上述方法治疗本病 25 例，均取得显著疗效。但其中 5 例（男 3 例、女 2 例），或因治愈后重新喝酒或吃辛辣引起本病复发，或因家庭变故引起情绪波动致失眠而复发，后经同样方法治愈。对不遵医嘱，容易复发者，为防后患，建议患者经治疗后，在患眼视力达到最高值时作虹膜周边切除术。余下20例未见复发。不存在无效病例。

7. 病例介绍 钟某，女，58岁，务农。于2005年3月1日就诊。患者19天前在油炸食品的制作过程中，突感右侧头痛，右眼内胀痛且视物突然昏蒙。第二天，未治疗即恢复如初，未予特殊处理。此后几日出现右眼视力又下降，且眼内胀痛连及右侧头痛，其痛感较前次剧烈，过后一切又恢复如初。反复多次，痛感一次比一次明显加剧，视力一次比一次下降严重。前日再次出现右眼内胀痛连及右侧头痛，痛感均比以往剧烈难忍。昨日右眼视力急骤下降致完全看不清楚，今日遂急来求诊。现检查右眼球结膜混合性充血明显，角膜水肿呈雾状浑浊，瞳孔中等散大，指压眼球坚硬，上睑结膜充血。检测右眼视力，仅有眼前手动。患者发病至今已有19天，平素性情急躁易发火，近时又逢节日，食用油炸辛辣食品并饮酒，致病情日益加重，根据现有症状诊断为急性闭角型青光眼。

首先右眼采用劆洗放血法，出血多，约10滴血，放血后15分钟，再检测患眼视力已增加到1.5尺指数，视力提高明显。

根据中医辨证，此乃节日期间操劳过度，加上过食酒浆及油炸温热食品，引起肝胆火旺兼夹风邪，风热相搏，致目系脉络阻滞。

治宜清肝泻火，祛风止痛。拟青光眼汤加减：龙胆草8g，黄芩10g，栀子10g，白芷10g，独活10g，前胡10g，蔓荆子

8g，川芎10g，当归10g，生地黄12g，柴胡8g，泽泻10g，木通10g，车前子10g，滑石15g，甘草10g，忍冬藤20g，野菊花15g。3剂，净水煎汤，饭后服，每日1剂。为调整口感，可加蜂蜜适量。

劆洗放血后，为防感染应口服抗生素，另加服降眼压的碳酸酐酶抑制剂，若痛感明显可加服止痛药。拟方：吲哚美辛片25mg，依托红霉素片0.25g，诺氟沙星胶囊0.2g，维生素B_6片20mg，乙酰唑胺片0.08g。每日服3次，连服3日。饭后服，与中药同日间隔服用。

外点缩瞳剂毒扁豆碱素滴眼液，每日点1次，连续点4日。

特嘱患者：忌食油炸、辛辣、温热食品及酒浆，忌在烈日下暴晒，不熬夜，保持心态平衡，否则影响疗效且极易复发。

二诊：2005年3月6日。右眼视力提高到0.5，球结膜混合性充血已退，瞳略散大，眼痛头痛均止，右侧后脑偶尔会疼痛，效不更方，治法及药物同上。

三个月后电话追访，右眼已愈，未出现异常。

8. 讨论　急性闭角型青光眼属眼科中的奇难杂症，单靠中药治疗达到临床治愈有一定的难度。如果单靠西药治疗，通过碳酸酐酶抑制剂或高渗剂降眼压并结合止痛剂和缩瞳剂治疗，虽可使急性发作症状得到暂时缓解，但仅能达到短期降眼压的目的，却不能防止再复发，最终无法避免做虹膜切除术的结局。

劆洗放血疗法属中医的一种疗法，能直接祛瘀通络，促进眼部周围的血液循环，起到快速退红、止痛、清热、明目的作用。本疗法自古有之，因治疗各种眼疾疗效好，一直在民间流传至今。但对于本病，采用劆洗放血疗法并结合中药治疗，也只能起到止痛退红作用，对降低眼压及提高视力作用缓慢，使瞳孔缩小难度大，也很难达到根治目的。

现采用中西医结合治疗，取长补短，标本兼治，可以在短期内起到祛瘀止痛、清热明目的作用。实践证明，上述疗法是治疗急性闭角型青光眼行之有效的疗法。

但值得提醒的是，患者必须与医者配合，在治疗期间及治愈之后，应遵医嘱，做到绝对禁酒浆及辛辣温热食品，保证睡眠时间，保持心情舒畅，切忌劳神过度等。只有这样，才能使复发概率达到最小，方能免除刀戈之苦。患者如果不遵医嘱，多次复发，建议在治疗后，在患眼视力达到最高值时，采用虹膜周边切除术，防止复发。

“新病易治，旧病难疗。”要想达到理想疗效，本病的发病时间最好不要超过三个月。发病时间越短，其疗效越好，因为发病时间过长，高眼压会导致眼内组织病理性损害，如视野缺损、视盘出现病理性改变及视神经受损等，此时病情往往很难逆转，治疗难度增加，也最易造成失明。

放血治疗中心性浆液性视网膜病变临床效果

［摘　要］目的：分析劆洗放血疗法结合中医辨证治疗中心性浆液性视网膜病变的治疗效果。方法：在患眼上睑结膜处采用劆洗放血疗法，并服用预防感染的西药，根据本病各种类型的病因病机进行辨证施治，多方结合，内外兼治，以达到提高患眼视力的临床效果，施行1次为1个疗程。如果患眼视力有所提高，5天后进行下一个疗程，直到患眼视力恢复到原来视力为止。结果：临床收治本病78例，通过多种方法结合治疗，均能达到提高患眼视力的目的。特别是对发病时间较短、视力下降程度较小的患眼，均能恢复到原来视力；发病时间较长，视力下降程度较大的患眼经治疗后，其视力也有不同程度的提高，只要能耐心坚持治疗，恢复到原来视力的希望也很大。这种疗法提高视力速度快，治愈率高。特别是劆洗放血疗法对本病治疗有独到之处，对大部分患眼能起到立竿见影的效果。劆洗放血过后15分钟检测视力，多数患眼视力能提高0.1~0.2，极个别患眼可提高0.5。结论：劆洗放血疗法治疗中心性浆液性视网膜病变，在提高患眼视力方面起到重要作用，是行之有效的疗法，结合中西药以增强疗效。上述治疗方法为治疗本病开辟了一条新的途径。

［关键词］　中心性浆液性视网膜病变；劆洗放血疗法；中西药结合

中心性浆液性视网膜病变是常见的眼底疾病，单眼发病为多，临床求诊者男性多于女性，多发于青壮年。

引发本病的原因至今不明，但劳神过度、失眠熬夜使真阴暗耗，酗酒过度、过食辛辣温热食品致脾胃积热扰动肝火，外伤及炎症愈后遗留血瘀气滞等是本病的诱因。

本病的临床表现：外观患眼无异常，但视物昏蒙，眼前出现圆形黑影多见，个别患者会出现视物变形、变小，甚至出现色觉改变。如作眼底探查，视网膜黄斑区模糊发暗，中心凹反光减弱或消失，有的甚至出现水肿。

1. 临床资料 1970～2014 年之间，收集本病病例 78 例。其中男性 65 例，女性 13 例；年龄最小者 13 岁，年龄最大者 67 岁；发病时间最短者 3 天，发病时间最长者 20 个月。少数病例双眼发病，发病时间超过 2 年以上及视力下降到 0.1^{-}光感者，因治疗难度大及治疗不理想而未计算在内，其他如眼底出血、视网膜黄斑变性等不属于本病范围，也未计算在内。在这 78 例中，有近 1/3 病例曾在县级或市级医院治疗过，所用药物有维脑路通（曲克芦丁片）、血栓通、地巴唑、烟酸、肌苷、维生素等，因效果不明显而转求余诊治。

2. 治疗方法 治疗前应先检测患眼视力，待治疗后再检测视力，作为比较有无疗效的依据。

采用劆洗放血疗法，配合服用预防感染的抗生素和中医辨证施治的中药进行治疗。

（1）*劆洗放血疗法的具体操作* 翻转上睑，在睑结膜上滴 0.1% 丁卡因滴眼液作表面麻醉，用长约 3.5cm，直径约

0.25cm 的灯心草一根，在结膜上找准充血严重的部位，做左右方向来回摩擦，促其出血，然后用脱脂棉球拭净血污再继续摩擦，反复多次。放血 3～8 滴血即可（15 滴血约 1mL），再用洗眼液将污血冲洗干净。待 15 分钟后，再检测患眼视力，观察其视力变化。

劆洗放血后，患眼会出现明显的异物感，第二天会出现眵多粘睫现象，故应预防感染。口服抗生素，按常规量每日服 3 次，连服 2～3 日，饭后服。否则，易造成患者的误解与恐慌，也不利于患眼视力的提高。

（2）辨证施治　中医学称本病为“视瞻昏渺”“视瞻有色”。现根据病因病机的不同类型介绍辨证施治方法。

①肝肾虚亏型：本类患者占多数，肝肾不足，劳神过度，精血亏耗，加上饮食不节，酗酒过量，或食温热辛辣之品，造成血瘀气滞而引发视力下降。

治宜滋补肾阴，清肝通络，用复明汤加减治疗。药物组成：熟地黄、生地黄、制黄精、枸杞子、女贞子、丹参、黄芩、川芎、甘草、车前子、陈皮、忍冬藤。如肝火旺加龙胆草；心经热加黄连；酗酒者或实热重者可适当加少量大黄以泻实火；气虚者加党参、黄芪。

②气滞血瘀型：患眼因风邪热毒入侵或被树枝、石块、鞭炮、木棒等钝器击伤，经治后虽红肿疼痛消失，但造成视物昏蒙，是由余热未清、气滞血瘀未散引起。

治宜散风清热、祛瘀通络，用退赤散加减。药物组成：黄连、黄芩、栀子、白芷、当归、赤芍、桑皮、木通、桔梗、连翘、甘草。便秘者加大黄；喉干舌燥加生地黄、麦冬、天花粉；本类型患者经劆洗放血后，视力提高特别明显。

③肝气郁结型：性格内向或家庭变故等原因造成七情郁结、情致不舒而引起视物昏蒙者（类似癔症性视力下降），多有头晕目眩、胁痛、口苦咽干、脉细数等症状。

宜疏肝解郁，用逍遥散加减。药物组成：当归、白芍、柴胡、白术、茯苓、甘草、薄荷、生姜、大枣。重用白芍，口苦者加龙胆草、黄芩；咽干者加生地黄、麦冬、枸杞子、天花粉；睡眠欠佳者加柏子仁、酸枣仁；气虚者加党参、黄芪。

根据以上辨证施治，一般给药 2 ~ 3 剂，每日 1 剂，饭后服。但要待预防感染的西药全部服完后才可接续服用中药。药后，再检测患眼的视力变化。

每治疗 1 次为 1 个疗程，需 5 ~ 7 日。如未恢复到原来的视力，可再进行下一个疗程，直至患眼视力完全恢复为止。视力下降严重者，每治疗一次，视力提高，可增强患者治疗信心，只要患者能耐心坚持治疗，就能达到理想的视力。一般治疗一疗程，其视力能提高 0.1 ~ 0.3。

另外，治疗期间应禁酒浆和辛辣温热食品，否则会影响疗效。

3. 疗效标准

（1）痊愈　眼前圆形黑影消失，视物变形、变小、变色消失；患眼恢复到原来的视力。

（2）显效　视力提高明显，眼前黑影变淡明显，但未痊愈；视物仍有变形、变小、变色的现象存在。

（3）进步　视力提高幅度较小，眼前黑影略显变淡；视物变形、变小、变色现象未改变。

4. 疗效分析　现将本病 78 例患者的临床治疗资料介绍如下。

视力下降程度与治后效果分析表

治前视力		1.2～1.0	0.8～0.6	0.5～0.3	0.2～0.1	合计	有效百分比
治后效果	痊愈	24	26	8	0	58	74.4%
	显效	0	10	2	0	12	15.4%
	进步	0	2	3	3	8	10.2%
	合计	24	38	13	3	78	100%

发病时间与治后效果分析表

发病时间		3 个月以内	6 个月以内	12 个月以内	18 个月以内	36 个月以内	合计
发病例数		36	21	10	7	4	78
治后效果	痊愈	34	18	4	2	0	58
	显效	2	3	3	3	1	12
	有效	0	0	3	2	3	8

以上表中有些疗效属进步者，但自觉视力提高缓慢而未坚持治疗，半途而废；也有因不遵医嘱，在治疗期间不愿禁酒或食用温热辛辣食品等影响疗效而终止治疗者。

从上面表中可以看出，上述方法治疗后，患眼视力均有不同程度提高，但患眼视力的提高与视力下降幅度有关。视力下降至 0.6～1.2 者恢复原来视力的希望最大，视力下降至0.3～0.5 者恢复原来的视力希望次之，视力下降至 0.1～0.2 者恢复原来的视力希望更次。发病时间越短，疗效越高，反之，则疗效越低。

另外，治疗效果与发病时间的长短关系密切。发病时间在三个月以内者，疗效最好，大部分均能痊愈；发病时间在半年以内者其疗效略次；一年以内者疗效又较次；一年半以内者疗效更次；两年以内者其疗效最差。由此可见，发病时间越短，其疗效越好，反之，则疗效越差。

综上所述，究其因，本病的疗效与发病时间长，视力下降幅度大，眼底视网膜组织功能受损程度增大，使病情不易逆转，增加治疗难度有关。

5. 病例介绍 余某，男，51 岁，三明市将乐县人，在武平县岩前镇工业园区某公司任技术员。2009 年 11 月 5 日就诊。左眼视力下降半年余。曾在县级和市级医院均被诊断为中心性浆液性视网膜炎，治疗所使用的药物如血栓通、肌苷、维生素类等，病无进退，疗效不理想，遂求余诊治。症见：左眼视物眼前有一圆形黑影遮挡，此为中心性浆液性视网膜病变的典型症状，外检左眼未见异常。检测双眼视力，右眼为 1.2（正常眼），左眼视力 0.6，左眼上睑结膜充血较明显。脉弦数。细审其因，患者平时嗜酒，经常在晚上写材料看书报至深夜，肝肾不足、劳神过度、精血耗损，使精气不能上荣，目失所养。

拟补肝益肾、清热通络，用复明汤加减：龙胆草 6g，黄芩 10g，熟地黄 10g，生地黄 10g，制黄精 10g，川芎 8g，丹参 10g，枸杞子 10g，女贞子 10g，白芍 10g，生大黄 2g，甘草

10g，忍冬藤 20g，金钱草 10g。3 剂，每日 1 剂，每剂 3 汤，饭后服。

左眼采用劆洗放血法，放血多，约 5 滴。劆洗后左眼视力提高 0.1。

为预防劆洗后感染，给西药。依托红霉素片 0.25g，诺氟沙星胶囊 0.2g，维生素 B_6 20mg。8 次量，每日服 3 次，饭后服，将西药服完后再服中药。

二诊：2009 年 11 月 12 日。左眼视力提高到 0.8，眼前黑影变淡，效不更方，治法同上。

三诊：2009 年 11 月 20 日。左眼视力提高到 1.0，眼前黑影继续变淡，治法同上。

四诊：2009 年 12 月 5 日。双眼视力均为 1.2。为巩固疗效，再给上方中药去大黄 2 剂，嘱患者今后少喝酒，不熬夜，保持正常睡眠（注：本病例如未及时治愈，日久极可能转化为视网膜黄斑变性）。

6. 讨论　中心性浆液性视网膜病变，类似中医学眼病“视瞻昏渺”“视瞻有色”。历代中医眼病专著中的方剂治疗虽有一定的疗效，但起效慢。西医治疗本病采用血管扩张药、维生素类药物，疗效难尽人意；采取现代科技用激光治疗，虽疗效较可靠，但基层医疗机构却受到设备上的限制，且经济消耗较大，疗效也还有难尽人意之处。

现采用劆洗放血疗法结合中西药口服，不仅能补各方法之不足，且疗效确切。特别是劆洗放血疗法，能起到意想不到的效果，本疗法操作简便，安全可靠，是一种理想疗法。

大凡眼病均会引起眼部的气滞血瘀、脉络阻滞，本病也不例外，会造成视网膜周围血液循环障碍，使视网膜各种功能的细胞无法得到正常的营养供应，无法发挥正常的生理功能，时间一久，甚至会使部分细胞坏死，使病情无法逆转，这与中医学解释其原理相同。正因以上原理，发病时间越长，其视网膜的组织结构损害越多，视力下降越明显，治愈难度就越大。

劆洗放血疗法之所以疗效可靠，因为可以直接疏通眼部周围脉络，促其快速恢复正常的血液循环，能使视网膜各种功能的细胞得到充足的营养供应，恢复视力，达到治疗目的。

采用劆洗放血疗法治疗本病的报道少见。虽然医疗技术在不断发展创新，但在目前还未找到更加理想的治疗方法之前，如能得到全面推广，可使更多患者受益。

后　记

在全国热衷西医治病的形势下，笔者编写了这本《眼病治疗绝招——放血疗法》，介绍中西医结合治疗眼病的优势。笔者认为，放血疗法疗效可靠，希望得到人们的欢迎。中药汤剂使用烦琐，加上寒凉之剂苦涩难咽，是目前年轻患者对中药汤剂望而生畏、不能接受的真正原因，但中药汤剂的疗效远比中成药效果好，这是有目共睹的事实。

本书在撰写过程中，本着注重疗效、注重医德、实事求是的原则，尽量做到无夸张之词，也无华丽辞藻装饰，使用淳朴实际的语言，对中医辨证施治进行通俗易懂的解释。书中所记录的验案都是真人、真病、真事，而且所摘录的案例均是病情较重且气滞血瘀较典型的案例。只有这样，才能说明放血疗法在治疗眼病中发挥的主导作用，才能使人信服。

眼底病是眼病中的奇难杂症，如何治疗眼底病，使患者提高或恢复视力是众多医务工作者探讨摸索的重要课题。笔者采用劆洗放血法治疗眼底病取得了一定的进展，希望能给予同道一定的参考，使更多眼底病患者受益。

此外，笔者家乡闽西，属亚热带地区，气候温湿，故治疗用药以寒凉燥湿药物较多。在验案中，药物的应用剂量遵循“天、地、人”三原则，即应视四季气候、地理环境，以及病人的身体素质（如强壮、瘦弱、老幼）的不同进行辨证施治，而不能拘泥。

本书只介绍适用于放血疗法的眼病治疗，而不适合采用放血疗法的其他眼病，如圆翳内障、胞睑振跳、风牵偏视、上睑下垂（肌源性）、白睛溢血等，完全可以用中医学理论进行辨证治疗。

由于水平有限，书中若有不当之处，恳请同道提出宝贵的意见和建议，以便进一步完善。

呜呼！医者有过重病治愈之愉悦，也为难病罔效而内疚。

谨向本书“参考文献”的作者们表示感谢和敬意！

王霖有

2017 年 12 月 10 日

参考文献

1. 广州中医学院．中医眼科学讲义．上海：上海科学技术出版社，1964.

2. 廖品正．中医眼科学．上海：上海科学技术出版社，1986.

3. 毛文书．眼科学．北京：人民卫生出版社，1980.

4. 李志辉．新编眼科临床手册．北京：金盾出版社，1995.